Ingrid Bader
Zwischen den Welten

Ingrid Bader

Zwischen den Welten
Nachdenken über Tod und Leben –
Ein Erlebnisbericht und Mutmacher

Bibliografische Information der Deutschen Nationalbibliothek:
Die Deutsche Nationalbibliothek verzeichnet diese Publikation in der
Deutschen Nationalbibliografie; detaillierte bibliografische Daten sind im
Internet über < http://dnb.d-nb.de > abrufbar.

© 2009 Ingrid Bader
Herstellung und Verlag: Books on Demand GmbH, Norderstedt
ISBN: 978-3-8370-3960-3

»Für alle, die mir geholfen haben, zu überleben.«

Vorwort

Eigentlich wäre ich tot.

Ein gütiges Schicksal ließ mich dennoch am Leben. Und dafür bin ich sehr dankbar.

Ich fühle mich irgendwie verpflichtet und wohl auch ein wenig berufen, das aufzuschreiben, was ich erlebt, erlitten, erhofft und erdacht habe in der Annahme, dass es anderen Mut machen könnte, auch dann zu leben, wenn es schwer wird, dem Leben einen Sinn abzuringen.

Mein Leben verlief bis zu den schicksalhaften Ereignissen in normalen, genormten, tradierten von mir völlig akzeptierten Bahnen. Es bestand – nach einer preußischen Erziehung – vorwiegend aus Arbeit, streng geregeltem Tagesablauf, Verantwortungsbewusstsein und der Lebensmaxime eines Lessing und Goethe: Tätigsein ist des Menschen erste Bestimmung.

Zeit für mich selber, Zeit zum Nachdenken oder gar zum Genießen von Lebenszeit waren karg bemessen, wurden aber nur gelegentlich von mir als Defizit empfunden.

Ich war zufrieden, ausgeglichen-fröhlich und immer guter Dinge. Meine Arbeit bereitete mir Freude, zu meinen Kollegen und den Lehramtskandidaten hatte ich ein ausgesprochen gutes Verhältnis. Ich genoss mein Dasein als Chefin eines Seminars der »offenen Türen und offenen Herzen«.

Mein Privatleben mit Mann, Hund und Katzen war in Ordnung.

Ich war immer gesund und voller Tatendrang.

Und dann das, von dem ich hier erzählen möchte, weil ich denke, dass es auch anderen Menschen so oder ähnlich ergeht oder ergehen könnte – herausgerissen aus dem »normalen« Leben und hineingestoßen in die schillernde, unwirkliche, fremde Welt von Krankheit und Tod. Eine mir bis dahin unbekannte Welt mit unbekannten Gesetzen. Da diese Welt immer noch ein Tabuthema in unserer Gesellschaft ist, das meistens nur auf die Kostenfrage reduziert wird, will ich, im In-

7

teresse so vieler Betroffener, ethische Fragen anregen. Es darf nicht sein, dass man mit Krankheit und Tod allein gelassen wird, dass dieses persönlichste Erleben sich in einer Grauzone ereignet, von der die »Spaßgesellschaft« sich distanziert. Zu Unrecht, denn irgendwann trifft dieses Erleben auch den Spaßigsten dieser Gesellschaft. Wie wird er bestehen vor dem strengen Richter Krankheit und Tod? Der Tod lässt nicht mit sich spaßen, er ist todernst und zeigt sein ungeschminktes Gesicht.

Dieser Erlebnisbericht ist eine, meine, ganz persönliche Rückschau auf ein Leben am Rande des Todes – und eine Rückkehr ins Leben. Nicht in das alte Leben, das geht nach solchen Erlebnissen nicht. Es ist eine Rückkehr in ein verändertes Dasein, in dem ich mich bewusster und sensibler nicht nur der geliebten Arbeit, sondern auch eigenen Bedürfnissen zuwenden will, dem, was im Leben neue Wichtigkeit erlangt hat und seinen Wert ausmacht. Für jeden wird das unterschiedlich sein. In einem aber werden sich alle einig sein: Gesundheit ist das Allerwichtigste! Und Frieden – in der Gesellschaft, bei der Arbeit und im ganz persönlichen Dasein.

Nichts geht ohne diese Werte.

Denn: »Weise Lebensführung gelingt keinem Menschen durch Zufall. Man muss, solange man lebt, lernen, wie man leben soll.«

(Seneca)

1. KAPITEL

Der Kampf mit dem Dämon Tod

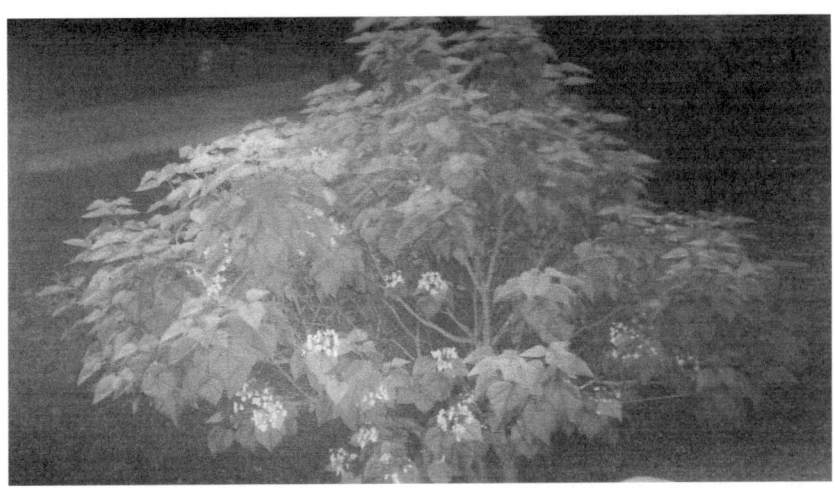

Die Gänge in dem alten Krankenhaus waren hoch und schmal und so dunkel, dass auch an so heißen Sommertagen wie diesem bläuliches Neonlicht nötig war. Durch endlose, hallende und gefliese Korridore, nur das kalte Gewölbe über sich statt des hellen Sommerhimmels, schob eine junge und schrecklich gesunde und muntere Krankenschwester das, was vor Tagen noch ein ebensolcher Mensch gewesen war.

9

Nie hatte ich auch nur einen Gedanken daran verschwendet, nicht gesund und leistungsstark zu sein, nicht jederzeit über meinen Körper voll verfügen zu können. Immer war mein Körper mir willig gefolgt. Krank waren nur die anderen. Krankheit war etwas, das in mein Leben nicht hineinpasste. Ich schob es einfach beiseite nach der Devise: dass nicht sein kann, was nicht sein darf!

Keine Zeit für irgendwelche Zipperlein!

Keine Zeit für aufwendigen Arztbesuche!

Mir geht es gut!

Ich bin gesund!

Es ist alles in bester Ordnung.

Aber auf einmal war alles anders. Ich war nicht mehr stark, nicht mehr leistungsfähig, nicht mehr gesund. Von Tag zu Tag fühlte ich mich elender und merkte, dass etwas mit mir nicht mehr in Ordnung war. Ich musste, ob ich wollte oder nicht, fremde Hilfe in Anspruch nehmen und mich dem Duktus meines Hausarztes fügen: Sofort ins Krankenhaus!

Und nun lag ich ziemlich mitgenommen und völlig hilflos auf einer dieser rollenden Tragen, wurde geschoben, statt selber zu gehen, hörte Gespräche, statt selber zu sprechen, sah enge Flure und noch engere Fahrstühle, in die ich nie freiwillig gestiegen wäre – und konnte nichts, aber auch gar nichts tun. Zur Unperson geworden, hilflos ausgeliefert, völlig fremden Menschen auf Gedeih und Verderb übergeben.

Ein unbekanntes Gefühl!

Ein unbekanntes Dasein!

Ohnmacht und Hilflosigkeit.

Ausgeliefertsein fremden Mächten!

Was alles würden sie noch mit mir tun?

Welche Torturen werde ich noch aushalten müssen?

In der Aufnahme des Krankenhauses war ich ja schon zerstochen und mit Kanülen versehen worden. Hilflos hing ich mehr als ich saß auf einem unbequemen Stuhl und sah weg, als sie an mir herumstachen.

Ich konnte mir überhaupt nicht erklären, warum es mir von Stunde zu Stunde immer schlechter ging, meine Kräfte zusehends verfielen, ich immer schwächer und hilfloser wurde, ja, Mühe hatte, überhaupt noch dem Geschehen zu folgen.

Halbtot hatte ich noch Endlosfragen für einen Anamnesebogen nach allem Möglichen beantworten müssen:

»Sind Sie Diabetiker?«

»Nein.«

»Allergiker?«

»Nein.«

»Tragen Sie eine Brille?«

»Nein.«

»Ein Hörgerät?«

»Nein.«

»Zahnersatz?«

Kopfschütteln.

»Operationen?«

Kopfschütteln.

»Medikamente?«

»Nein.«

Zutiefst ermattet sagte ich zur Schwester:

»Schreiben Sie überall NEIN hin! Ich war nie krank!«

Ein verständnisloses Lächeln. Ungläubig. Das gab es doch gar nicht. Nie wirklich krank – in dem Alter!

Nichts konnte man beeinflussen. Niemand nahm einen ernst oder erklärte einem etwas. Es war eben, wie es war. Und man hatte die Objektrolle einfach anzunehmen. Eine Rolle, die ich noch nie in meinem bewussten Leben gespielt hatte und die mir, das wusste ich genau, nicht lag.

Endlich rollte der Wagen nicht mehr.

Die Chirurgie war erreicht. Undeutlich nahm ich die besorgten Gesichter meiner Freundin, der Gattin meines Hausarztes und Freundes, und meines Hausarztes wahr. Sie redeten, aber ich verstand wenig. Sie hatten mich also begleitet bis hierher. Dann war ich doch nicht ganz allein.

Irgendwie beruhigend. Ich atmete tief.

Ein großer Arzt mit ernstem Gesicht und freundlichen Grauaugen beugte sich über mich. Ich hörte die muntere Krankenschwester sagen:

»Ich weiß nicht, ob sie bei Bewusstsein ist, Herr Chefarzt.«

Wieso sollte ich nicht bei Bewusstsein sein? Was redete sie für Unsinn? Was war das überhaupt hier alles?

»Warum kommen Sie nur so spät! Unverantwortlich. Dieser Leichtsinn!«

Ein zweiter Arzt beugte sich ebenfalls über mich. Er schüttelte besorgt den Kopf. Seine Augen schauten voller Mitleid auf mich.

Ich hörte den Chefarzt sagen: «Sofort in den OP. Ich weiß nicht, ob sie es schafft, ist schließlich nicht mehr die Jüngste.«

Der andere erwiderte. »Aber sie war nie krank. Kräftig ist sie auch. Ich denke, dass sie es schafft.«

Als ich diese Worte hörte, erfüllte mich eine tiefe Dankbarkeit dem unbekannten Arzt gegenüber, der an mich und meinen Lebenswillen glaubte. Und da beschloss ich, alle Kräfte zu mobilisieren, die ich hatte, und unbedingt am Leben zu bleiben.

»Ich schaffe es!«

Das flüsterte ich in die erschrockenen Gesichter der um mich Herumstehenden.

Der Vorraum zur Hölle. Alles fürchterlich hygienisch und unpersönlich. Sterilität, die ich ein Leben lang verabscheut habe, die hier aber lebensnotwendig war. Und dann der Geruch, Krankenhausgeruch nach Medikamenten und Hygiene! Dieser Geruch, der einen Übelkeit verursacht und den ganzen Raum erfüllt und dem man nicht entkommen kann. Abgelegt auf einem metallenen Tisch, die Arme, die nicht mehr meine waren, gefühllos mit Infusionsnadeln versehen, nackt der hilflose Körper unter einem weißen Tuch.

Weißes Tuch.

Tischtuch.

Leichentuch.

Weiches Tuch. Kühl und unpersönlich.

Abdeckend.

Zudeckend.

Ich fühlte mich hilflos und ganz ausgeliefert in einer fremden Welt. Aber ich habe keine Angst, keine Kraft mehr, Angst zu empfinden. Ich bin völlig am Ende.

Meine Persönlichkeit habe ich mit meinen Sachen abgeben müssen. Ich bin ein Niemand.

Ein Nichts.

Ein Gar-Nichts.

Man geht sehr freundlich und sachlich mit mir um. Bei mir: Alles ohne Gefühl. Seelenlos und unendlich fremd.

Das bin ich gar nicht.

Nicht ich.

Ich nicht!

Ich bin nicht ich.

Ich habe keinen Körper mehr. Ich fühle ihn nicht mehr. Er existiert ohne meinen Willen und funktioniert, ohne dass ich es merke. Fremd. Alles fremd und auf einmal auch unendlich gleichgültig.

Das einzige, was vollkommen da ist, ist mein Gehirn. Ich sehe – körperlos – alles mit großer Schärfe und auch Neugier. Ich sehe alles. Ich höre alles. Aber ich kann mich nicht mehr äußern, nur aufzeichnen. Wie ein Seismograph registriert mein Gehirn alles, zeichnet auf, kompensiert, ohne dass ich irgend etwas beeinflussen kann. Ich bin zu einem Automaten geworden, der sorgfältig alles festhält. Nichts darf verloren gehen. Es ist meine erste Begegnung mit Krankheit und Hilflosigkeit. Eine völlig neue Erfahrung.

Wozu das aufzeichnen?

Das wird sich zeigen.

13

Die Anästhesistin ist eine kleine, schlanke noch junge Frau mit einer wunderbar wohltuenden sanften Stimme und braunen, warmen Augen:

»Sie müssen keine Angst haben. Ich bleibe bei Ihnen. Es wird alles gut.«

Aber ich habe überhaupt keine Angst. Ich empfinde – körperlos – nichts mehr: keinen Schmerz, keine Angst, nichts. Ich habe auch keine Zeit, über Eventualitäten nachzudenken. Mein Gehirn ist völlig damit beschäftigt, sich alles anzusehen und zu überleben. Nichts anderes ist wichtig.

»Jetzt werden Sie gleich schlafen.«

Ich merke mit Erstaunen, dass ich nicht antworten kann und denke noch, bevor ich das Bewusstsein verliere:« Sie hat wunderbar weiche Hände, die mich tröstend streicheln. Sollte das das Letzte sein, was ich von dieser Erde mitnehme, so war es ein sehr schönes Gefühl.«

Als ich wieder zu mir komme, ist alles hell und fremd, noch fremder.

Wo bin ich?

Was ist geschehen?

Ich habe große Mühe, mich zu orientieren. Ich weiß nicht, wo ich bin. Es macht mir Angst, denn ich bin allein.

Ganz allein.

Mutterseelenallein.

Verlassen von allen.

Verlassen von Gott und den Menschen.

Wirklich gottverlassen?

Ist denn niemand da, der mir sagen kann, wo ich bin?

Ich kann mich nicht bewegen. Mein ganzer Körper ist verkabelt. Beide Arme mit Infusionsnadeln gespickt, in der Nase Schläuche. Ich kann mich nicht bewegen. Mein Bauch ist wie ein Panzer verpackt und unbeweglich.

Ich liege auf dem Rücken und starre zur Decke, dann, mühsam den Kopf bewegend, zur Seite. Ich liege in einem kleinen, hellen Raum, der von einem Paravent abgegrenzt ist. Der Raum ist eng, so eng wie mein Bauchpanzer.

Über mir ticken wie Zeitbomben viele Geräte.

Kein Mensch da.

Niemand sieht nach mir.

Ich bin so allein und verlassen.

Von Gott und der Welt verlassen.

Es ist entsetzlich heiß.

Dieser Sommer 2003 ist entsetzlich heiß. Nirgendwo ein wenig Abkühlung. Das Krankenhausgebäude ist zwar alt und aus Backstein, vor der brütenden Hitze aber ohne Klimaanlage gibt es keinen Schutz. Die Hitze lastet wie eine schwere Dunstglocke auf allem. Man bekommt kaum Luft. Alles ist stickig und so sehr heiß.

Wo bin ich?

Was ist das für ein Raum?

Was ist mit mir los?

Mehr kann ich nicht denken, denn eine große Müdigkeit überfällt mich. Ich schließe die Augen, versuche, sie wieder zu öffnen, das geht so schwer.

Immer, wenn ich die Augen schließe, umfängt mich finsterste Dunkelheit. Ich bin auf dem Grund eines riesigen Kessels.

Höllenkessel.

Höllengrund.

Abgrund.

Auf dem Grund eines bodenlosen Brunnens.

Bodenlos.

Endlos.

Verloren.

Der bodenlose Brunnen, der alles verschlingt.

Unendliche Finsternis.

Bodenlose Finsternis.

Ich muss hier raus. Öffne die Augen!

Öffne sie, um der Finsternis, der Bodenlosigkeit zu entgehen.

Mit unendlicher Anstrengung öffne ich die Augen – und schaue

15

in das gesunde Gesicht einer Krankenschwester in mittleren Jahren. Endlich ein menschliches Gesicht. Und ein freundliches dazu.

»Na, Gott sei Dank, da haben wir sie ja wieder! Wie geht es Ihnen?« Mein Hals ist rau und schmerzt. Ich versuche zu reden, es geht nicht.

»Strengen Sie sich nicht an! Versuchen Sie zu schlafen und Kräfte zu sammeln. Sie haben die ersten Operationen überstanden. Lagen vier Tage im künstlichen Koma und sind nun auf der Intensivstation. Wir passen auf Sie auf! Schlafen Sie nur!«

Ich bin erleichtert.

Ich bin sehr erleichtert.

Ich bin dankbar.

Ich bin unendlich dankbar.

Die Angst lässt nach. Ich werde ruhiger, da ich nun weiß, wo ich bin und dass man auf mich aufpasst, dass mir nichts Übles geschieht. Eine Welle großer Dankbarkeit überschwemmt mich. Sie sorgen für mich. Ich bin nicht allein. Sie sorgen dafür, dass mir nichts Böses geschieht.

Unendlich müde schließe ich die Augen.

Das, was ich nun und in den kommenden Tagen und Nächten in der Grauzone zwischen Leben und Tod erlebte, waren weder Fieberfantasien noch Träume, denn diese haben keine Logik, sind verworren und unklar. Was ich erlebte, war dagegen von äußerster Präzision und Klarheit. Es hat sich mir auch wegen seiner Klarheit auf besondere Weise eingeprägt.

Rätselhaft die Erlebnisse bei totaler Ohnmacht des Körpers mit einem besonders aktiven Gehirn!

Was geschah mit mir am Rande des Todes?

Welche Einblicke gewann ich?

War es ein Blick hinter die Kulissen der sichtbaren Welt?

War es ein Blick in ein anderes Sein?

Ich hatte dabei das Gefühl, nicht mehr von dieser Welt zu sein. Ich erlebte eine Zwischenwelt. Körperlos und fühllos für die Gegenwart, die jetzige Realität, machte sich der Geist auf, die weiten Landschaften der Seele zu durchstreifen, in der unendliche Räume sich öffnen, Untiefen sich auftun, unsagbar helles Licht die Seele zu fangen versucht, nie gekannte Klänge und Harmonien da sind – dies alles jenseits unserer kargen Vorstellung von Raum und Zeit und Realität. Vergangenheit wird wieder lebendig, Zukunft entsteht. Irrationales Sein ersetzt die Wirklichkeit.

Weite, unendliche Weite und Helligkeit – und dann abgrundtiefe Schwärze und Bodenlosigkeit. Hin und her geschleudert zwischen Hell und Dunkel, Entzücken und Verzagtheit, Freude und Angst.

Eine Zwischenwelt.

Ein geheimnisvolles Sein.

Ein verändertes Dasein.

Unendliche Weiten.

Die Wanderungen der Seele durch Zeit und Raum.

Eine Zwischenwelt.

Aus den Tiefen des endlosen Brunnens auftauchend, hatte ich den Eindruck, das erschrockene Gesicht meines Mannes zu sehen, das meiner einzigen Schwester und des Schwagers. Aber ich sah alles verschwommen und nicht eigentlich wirklich. Wirklich war die Schwärze hinter meinen Augenlidern und die Unendlichkeit des Brunnens.

Abgrundtiefe Dunkelheit – wie ich sie im Krieg 1943 als kleines Kind erlebt habe. Anglo-amerikanische Bomber flogen Nacht für Nacht über unser unbedeutendes kleines Städtchen in Richtung Reichshauptstadt Berlin, um ihre Bombenlast dort abzuwerfen. Und Nacht für Nacht schliefen wir angezogen und mussten beim Heulen der Sirenen völlig verschlafen und weinend, aus dem Schlaf gerissen, eilends die Luftschutzkeller aufsuchen, denn es kam vor, dass auch Bomben über unserer Stadt ausgeklinkt wurden. Restbomben. Meine Mutter war nachtblind. Sie vertraute mir die Führungsrolle auf dem Weg zum Luftschutzbunker an. Meine Mutter vertraute mir vor allem, weil ich ein Sonntagskind bin und eine weise Frau ihr gesagt hatte, dass, solange sie in meiner Nähe wäre, ihr nichts Übles geschehen würde. Daran glaubte sie fest. Und so führte ich, ein kleines Mädchen von noch nicht vier Jahren, sie und meine kleine Schwester durch die stockdunklen Straßen zum Luftschutzbunker. Ich bin wieder das kleine Mädchen von damals mit dem lächerlich kurzen Mäntelchen und der schief sitzenden Baskenmütze. Ich sehe alles aus der Vogelperspektive, über dem Geschehen schwebend, in einer Doppelrolle: als Beobachter und als Betroffener. Ich sehe uns durch die dunklen Straßen laufen, und ich laufe zugleich durch die Dunkelheit. Meine Kindheit ist wieder da. Die Angst ist wieder da. Die Angst vor der Dunkelheit und den Bomben. Die Angst, es nicht rechtzeitig in den schützenden Bunker zu schaffen. Jeden Straßenabsatz, jede Unebenheit auf dem Weg ansagend, die Verantwortung für uns drei tragend, im Heulen der Sirenen in der ganz und gar verdunkelten Stadt halte ich, die grässliche eigene Angst unterdrückend, die Hand meiner Mutter fest. Ganz fest. Denn ich trage die Verantwortung. Ich muss uns sicher in den nächsten Luftschutzbunker führen. Ich kann gut im Dunkeln sehen. Auf mich ist Verlass. Ich bin die Große.

Im Luftschutzbunker, den man über eine Eisentreppe erreichte, sehe ich sie alle, die längst Verstorbenen, sitzen. Sie hocken zusammengekauert im fahlen Licht der Bunkerbeleuchtung mit ihren bleichen Gesichtern, hohläugig, angstgeschüttelt. Es riecht nach nassen Mänteln, Schweiß und Angst. Meistens ist es ganz still, die Unterhaltungen stocken, denn worüber soll man reden? Oder sie werden im Flüsterton geführt. Manchmal hört man Kinder leise weinen, einen alten Mann husten, eine junge Frau schluchzen. Wir hocken auf dem Schoß unserer Mutter, die uns eng umarmt und zucken bei dem Belfern der Flak und dem Donnern naher Einschläge zusammen. Unsere Mutter hält uns ganz fest. Sie denkt, und das hat sie mir als der Großen anvertraut: ›Wenn es uns erwischt, dann alle drei.‹ Aber wir hoffen, und im Inneren weiß ich es, dass wir überleben werden. Meiner Mutter, die an meinen Glücksstern glaubt, habe ich es oft versichert. Es hat uns stark gemacht: Wir werden überleben! Das alles zu überleben, war der größte Wunsch aller Menschen im Bunker. Irgendwie überleben – das war das Wunder, auf das alle hofften.

18

Eines Nachts – wohl noch im Halbschlaf; denn ich war als Kind wegen des fehlenden Nachtschlafs ständig müde – stolperte ich und rutschte in einen Bombentrichter. Ich hörte meine Mutter schreien: »Hilfe!!! Holt sie da raus! Sie lebt.«

Feuerwehrleute kamen und suchten nach mir. Den Feuerwehrmann, der mich schließlich fand, fragte ich ganz benommen: »Bist du der liebe Gott? Bin ich im Himmel?«

»Nee, meine Kleene, bleib man noch ein bisschen hier. Deine Mutter wartet auf dich.«

Das Gesicht des Feuerwehrmannes mit dem großen Schnauzbart und den gütigen Augen sehe ich deutlich vor mir. So vertraut. Es bedeutete: Leben.

Dunkelheit war von Kindesbeinen an für mich verbunden mit Gefahr.

Denn obwohl noch sehr klein, kann ich mich mit Hilfe der Erzählungen Erwachsener an noch vieles erinnern.

Und jetzt zwischen Leben und Tod erlebe ich alles wie in einem Film noch einmal.

So auch den Luftangriff im März 1943 auf unsere kleine, völlig unbedeutende Stadt. Es war ein Sonntag. Die Märzsonne meinte es schon gut mit uns. Mein Vater war auf Fronturlaub zu Hause. Wir hatten zu Mittag gegessen und freuten uns auf einen kleinen Spaziergang. Es war fast wie im Frieden. Am glücklichsten war meine Mutter, der Familie und Frieden über alles gingen. Meine Mutter wäre der glücklichste Mensch gewesen, wenn ihr das kleine Familienglück mit Mann und Kindern in einer kleinen, friedlichen Welt vergönnt gewesen wäre. Nie hätte sie vom Leben anderes haben wollen als so ein kleines Glück. Aber gerade das wurde ihr verwehrt. Sie musste ein Leben führen, das sie nicht wollte. Ein Leben in Angst um den geliebten Mann an der Front, vor den Bombennächten, vor Hunger und Kälte. Ein Leben, das ihr eine viel zu hohe Verantwortung und Anstrengung abverlangte. Ein hartes Leben, für das sie eigentlich nicht geschaffen war.

Während meine Mutter an diesem Tag noch den Abwasch besorgte,

19

spielte meine kleine Schwester auf dem Hof. Ich war meinem Vater, der mit seinem besten Freund sprach, auf die Straße gefolgt. Die Männer rauchten eine Zigarette und redeten und lachten. Sie hatten sich lange nicht gesehen und genossen die Vertrautheit und den Heimatfrieden, das Zuhausesein. Plötzlich, sehr hoch fliegend, viele Flugzeuge. Man hörte das leise gar nicht gefährliche Brummen. Wir starrten neugierig in den Himmel. Keine Gefahr ahnend, denn die Luftschutzsirenen, die immer heulten, wenn sich feindliche Flugzeuge näherten, schwiegen. Auch die Männer sahen auf die Flugzeuge, nichts ahnend, was da auf uns zu kam. Und dann, die friedliche Stille des Sonntags durchbrechend, kamen im Sturzflug, die starken Motoren lärmten, Bomber auf uns zu. Mein Vater erfasste als erster die Gefahr und schrie:

»Feindliche Bomber! Alles volle Deckung!«

Und wie von Geisterhand weggewischt, war die Straße menschenleer. Alle waren in ihre Häuser gerannt. Luftschutzkeller aufzusuchen blieb keine Zeit.

Und dann krachte es auch schon, ohrenbetäubend, grässlich, die ganze Stadt ausfüllend, die Erde bebte, und es wurde dunkel um mich. Als ich wieder zu mir kam, hörte ich meine Mutter verzweifelt nach mir rufen. Ich lag in der Ausbuchtung, die mir das Leben rettete, einer schweren Eichentür, die durch den Luftdruck aus den Angeln gerissen worden war, und konnte mich weder rühren noch rufen. Ich bekam keine Luft, röchelte, atmete Mörtelstaub ein, der mich zu ersticken drohte. Die schwere Tür erdrückte mich fast. Ich schrie und hatte Mund und Nase voller Schmutz. Schmutz, der mir den Atem nahm. Ich will atmen, aber es geht nicht. Ich ersticke. Hilfe!

Als mich mein Vater endlich fand, war ich blutverschmiert und schwer am Kopf verletzt. Mein Vater brachte meine Mutter, die ebenfalls verletzt war und blutete, und mich zu einem Sanitätsstützpunkt, denn das Krankenhaus gab es nicht mehr. Es war trotz seiner Rotenkreuzfahne völlig zerstört worden. Überall Staub und Trümmer. Und obwohl es eigentlich heller Nachmittag war, hatte die Sonne sich verdunkelt. Staubwolken. Überall dicke Staubwolken. Und verletzte Menschen, die schreiend um Hilfe riefen. Ich sehe alles wieder wie damals. Sprachlos vor Entsetzen sah ich einen Mann, der nur noch ein halbes Gesicht hatte, eine Frau im Straßenstaub sitzend, die ihre abgerissene Hand hielt. Einen alten Mann, der verschüttet und tot war, und von dem nur der halbe Hinterkopf zu sehen war. Schreien und rauchende Trümmer umgaben uns.

Ich sehe genau, dass uns ein Arzt, der einen blutigen Kittel trug und sehr erschöpft war, versorgte. Unser beider Wunden wurden genäht. Betäubungsmittel gab es nicht. Ich brüllte laut und hasste den, der mir solche Schmerzen zufügte. Meine Mutter war, wie in ihrem ganzen Leben, sehr tapfer. Unser Vater hielt unsere Hand und redete uns gut zu:

»Das Wichtigste ist, dass wir alle am Leben sind!«

Als er das sagte, wusste er nicht, dass er nur noch zwei Jahre zu leben hatte, ehe der Moloch Krieg ihn unauffindbar verschlingen würde.

Der Arzt sagte noch zu meinem Vater:

»Ihre Frau wird wieder. Aber die Kleine? Sie wird wohl ständig Kopfschmerzen haben. Vielleicht wird sie blöd.«

Das mit den Kopfschmerzen stimmte.

Von unserer schönen kleinen Stadt waren nur Trümmer geblieben. Eine Trümmerlandschaft: Von den vier Eckhäusern stand nur unser Haus noch, die vier Häuserzeilen waren ausradiert, nur noch ein Trümmerfeld. Unsere Wohnung war verwüstet. Keine Fensterscheiben mehr, überall dicker Staub und Trümmer. Mein Vater hatte seinen besten Freund verloren und betrank sich das erste Mal total. Nur meine kleine Schwester hatte diese Hölle völlig unbeschadet überstanden. Sie war zu klein, um überhaupt etwas zu verstehen. Später erfuhren wir, dass wir aus Versehen bombardiert worden waren. Eigentlich sollte eine Nazi-Villa zerstört werden. Die Villa steht heute noch.

21

Aber seitdem bedeutet Dunkelheit für mich Gefahr, Angst, Tod.

Und Enge kann ich nicht aushalten, keine geschlossenen Räume, keine Fahrstühle. Eine Phobie.

Ich halte mich nur in Räumen auf, in denen ein Fenster oder die Tür offen sind, und sei es nur ein kleiner Spalt. Geschlossene Räume und Enge machen mir Angst. Ich halte es nicht aus.

Und wieder hinter meinen Augen tiefe Finsternis. Doch diese Finsternis im bodenlosen Brunnen beginnt sich zu regen.

Ich sehe eine Spirale, die sich entgegen dem Uhrzeigersinn dreht, immer schneller dreht. Ein Tornado. Wie ich ihn in vielen Filmen gesehen habe. Der Himmel, vor dem der Tornado sich dreht, ist dunkel wie vor einem Gewitter, die Erde bleiern, metallfarbig. Der Tornado verändert seine Farbe, ist erst dunkelgrau, dann violett, dann schwarz. Er dreht sich mit immer größerer Geschwindigkeit um sich selbst, Staub aufwirbelnd, alles mitreißend, das seinen Weg kreuzt. Er rast auf mich zu. Ich habe große Angst. Mir ist schwindelig davon. Oh, er wird mich in seinen Strudel hineinziehen.

Ich werde in der Bodenlosigkeit verschwinden.

Die Finsternis wird mich verschlingen.

Ich habe schreckliche Angst vor der Finsternis. Mein Herz schlägt wie ein Hammer. Ich will rufen, schreien, aber es geht nicht. Da – der Tornado hat mich beinahe erreicht – als er seine Richtung und Gestalt verändert. Und seine Farben.

Ich sehe wieder Spiralen.

Aber keine düsteren Spiralen mehr. Diese sind farbig.

In allen Farben.

Sattes Rot. Himmelblau. Wiesengrün. Violett. Dottergelb.

Spiralen.

Die Spiralen von Friedensreich Hundertwasser? Seine Spiralen sind voller Farbe und Leben. Klare Farben. Lebensfarben. Froh. Diese Spiralen, deren Anfang und Ende wählbar sind. Spiralen,die die Symbole für Leben und Tod bedeuten. Leben und Tod als Einheit, untrennbar miteinander verbunden. Die Unendlichkeit darstellend. Leben und

Tod als Seiten einer Medaille. Der Medaille, die Leben heißt. Alles, was lebt, lebt unendlich, in immer wieder neuen Formen. Das Leben ist unendlich. Unbesiegbar. Keine Finsternis kann es verschlingen. Es wird immer stärker sein als die dunkelste Dunkelheit.

Bleibt bei mir, ihr Spiralen des Lebens!

Dreht euch, bewegt euch!

Geht nicht weg.

Bleibt bei mir! Ich brauche euch!

Ich genieße es, euch zuzusehen.

Mein Gehirn, das mit großer Klarheit arbeitet, agiert nach eigenen Gesetzen.

Ich kann nichts beeinflussen.

Ich sehe zu.

Ich höre zu.

Ich höre ein paar Verse vom jungen Goethe, die ich in meiner Jugend so sehr geliebt und erlebt habe, Verse der großen Liebe und Sehnsucht, der einzigartigen Liebe, die unendlich ist, und die man nur einmal zu erleben das Glück hat:

»Der Wind, der durch die Länder weht,
durch Wälder und über's Meer,
Der Wind soll dir verraten,
dass ich dich liebe sehr.
Er soll dir Grüße bringen
Viel tausend an der Zahl,
er soll durch 's Haar dir streichen
wie ich es tat einmal.
So wie er ohne Ruh ' ist
Und wehet Tag für Tag.
So sollst du heute wissen,
dass ich dich herzlich mag.«

Ich höre mein Gehirn diese Verse mehrmals sprechen. Ich höre zu und bin wieder jung, wieder verliebt und beglückt und todtraurig,

23

weil vom Liebsten getrennt. Es waren zwei Königskinder ... sie konnten zusammen nicht kommen... Ich sehe unsere jungen Gesichter, unsere Freude beim Wiedersehen, unsere tiefe Traurigkeit beim Abschiednehmen. Zwei, die sich lieben und in verschiedenen Orten leben müssen. Königskinder. Immer wieder Liebe. Immer wieder Trennung. Liebe, die unerfüllt bleibt. Ewige Sehnsucht. Liebe, die ein Leben lang da ist. »und doch – welch Glück, geliebt zu werden. Und lieben – Götter! – welch ein Glück!« – immer wieder Goethe.

... dass ich dich liebe sehr ...

Gleißendes Licht. Ein Tunnel voller Licht.

Und in dem Licht hoch aufgerichtet eine große Gestalt. Ich erkenne ihn sofort. Er ist es. Der viel Geliebte. Die große Liebe meines Lebens. Seine klugen grauen Augen sehen mich zärtlich und freundlich an – wie einst. Es ist keine Fremdheit zwischen uns. Es ist, als hätten wir uns gestern das letzte Mal gesehen. Er ist der unverändert jung Gebliebene.

Ich strecke die Arme nach ihm aus:

»Ich komme! Ich komme!«

Er schaut mich weiter an. Ganz still.

Meine große Liebe, Du, meine große Sehnsucht!

Als wir einander vor langer Zeit begegneten, wussten wir sofort, dass wir nicht länger zu suchen brauchten. Wir hatten gefunden, was jeder Mensch – und mancher ein Leben lang – sucht: die Ergänzung zu sich selbst, das zweite Ich. Das tiefe Verstehen ohne Worte. Die magische Anziehung. Das Unerklärliche, Geheimnisvolle.

Und jetzt stehst du wieder vor mir im Licht. Ich sehne mich so sehr:

»Nimm mich zu dir!«

Ich will wieder bei dir sein! Wieder jung sein. In deinen Armen liegen, dich anschauen, spüren, wissen, dass du da bist. Deine schönen Hände in meine nehmen. Deine Hände waren das Schönste an dir, Künstlerhände, Chirurgenhände. Sie erinnerten mich immer an die formvollendete Schönheit der Hände Chopins. Wie oft habe ich diese Hände betrachtet, gestreichelt, geliebt. Wie habe ich es genossen, von ihnen berührt zu werden. Es war der Himmel auf Erden. Das große Glück. Dem anderen ganz nahe zu sein, sich eins zu fühlen mit dem anderen Ich. Welche Seligkeit!

Ich sehe uns, wie wir nebeneinander liegen, glücklich, ermattet, wie wir uns ansehen und du immer den einen für mich unvergesslichen Satz sagst:

»Dies Weib für diesen Mann!«

So steht es geschrieben, und so soll es sein.

Als du starbst, starb auch ein Teil von mir.

Wie konntest du mir das antun, ohne mich wegzugehen?! Mich einsam auf der Erde zurückzulassen!

... der Wind, der durch die Länder weht ... dass ich dich liebe sehr ...

Ja, wir lieben uns. Über den Tod hinaus. Ich werde dich lieben, solange ich lebe. Immer. Und immer.

Ich strecke die Arme nach dir aus:

»Nimm mich zu dir!«

Aber du schüttelst traurig den Kopf. Es ist ein Abschied. Wieder ein Abschied, wie sooft in unserem Leben. Immer wieder mussten wir uns trennen.

Die Zeit war immer zu kurz. Sie reichte nie aus, um voneinander genug zu haben. Immer blieb die ungestillte Sehnsucht, das Verlangen. Immer begann das lange Warten aufeinander, begann die Zeit, die endlos schien. Und auch jetzt ist es ein Abschied. Er winkt mir zu, wie er mir immer zum Abschied zuwinkte. Und ich bleibe zurück und sehe ihm nach, wie ich es immer tat. Aber ich winke nicht zurück. Ich weine. Ich kann mich nicht rühren und weine. Ich liege hier allein und weine.

... dass ich dich liebe sehr ...

In besonders traurigen Momenten gibt diese Liebe Kraft, sie leuchtet ein Leben lang. Unsere Erinnerung bewahrt das Schöne, den wunderbaren Moment, denn Erinnern heißt, das Gute bewahren ... Zwei Königskinder, die hatten einander so lieb ...

Ich kann nichts steuern.

Bilder, Verse kommen ungerufen. Sind plötzlich da.

Melodien, seit der Kindheit und Jugend ungehört, ertönen wieder ...

25

Morgen früh, wenn Gott will, wirst du wieder geweckt ... All mein Gedanken, die ich hab', die sind bei dir ... Ein' feste Burg ist unser Gott ... Der Mond ist aufgegangen ... Geh' aus, mein Herz, und suche Freud ... Harmonisch. Beruhigend. Sie tun mir so sehr gut. Sind Balsam für meine Seele. Ich höre zu und will, dass es nicht aufhört.

Ein seltsames Bild vor mir: »Der Garten der glücklichen Toten«.

Das Bild von Hundertwasser habe ich oft betrachtet, kenne es genau.

Und jetzt – Ich sehe mich selbst! Ich schwebe über dem Bild, das kein Bild, sondern Realität ist, sehe aus der Vogelperspektive auf das Geschehen – in der dritten Person: Ich sehe mich schweben, körperlos, federleicht.

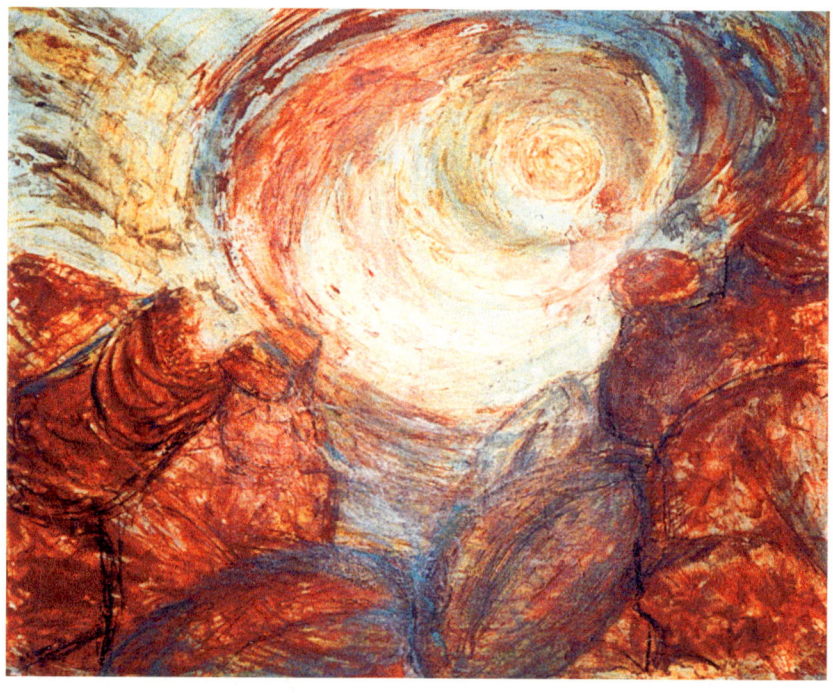

Ich bin glücklich und zufrieden.

Alles ist ganz still.

Totenstill.

Kein Laut.

Eine große Ruhe, ja Zufriedenheit erfasst mich.

Es ist schön, so körperlos zu schweben. Federleicht.

Ich sehe in der Mitte des Bildes in grünen und roten Farben die glücklichen Gesichter der Toten. So viele Gesichter, die mir freundlich zugewandt sind! Sie lächeln mir zu. Aber ich lächle nicht zurück. Ich schwebe und staune.

Daneben in frohen Farben sich drehende Spiralen. Immer wieder Spiralen. Die sie umgebende Welt bildet mit ihnen eine Einheit, keinen Gegensatz. Das so Gesehene atmet Ruhe und Zuversicht. Es hat fast etwas Religiöses.

Andacht.

Feierlichkeit.

Glauben.

Aber die Farben verblassen. Die fröhlichen Spiralen bewegen sich von mir fort. Ach, könnte ich sie halten!

Die Spirale, die ich jetzt wieder sehe, ist tiefschwarz und dreht sich in der Unendlichkeit der Schwärze. Sie reißt alles mit sich wie in einem Sog. Sie zieht mich in die Dunkelheit. Öffne die Augen!

Öffne die Augen!

Oh, ja! – Und da ist die Helligkeit und Hitze des Tages wieder. Versuche, die Augen offen zu halten! Du musst die Augen offen halten! Halte sie offen, solange du kannst. Es ist wichtig, dass du die Augen offen hälst.

Nur eine kleine Weile halte die Augen offen!

Ich merke, dass ein Pfleger um mich ist. Er prüft die Geräte, an die ich angeschlossen bin. Erneuert eine Infusionsflasche. Trägt den gemessenen Blutdruck in ein Formular ein. Dann nickt er mir freundlich zu und sagt:

»Schlafen Sie nur! Es ist alles in Ordnung.«

Und dann ist da Weite. Unendliche Weite und Helligkeit. Wüste. Ich habe die Wüste und die flirrende Hitze immer gemieden. Ich vertrage keine Hitze, sie tötet mich. Und nun bin ich am Rande der Wüste. Ich sehe mich – auch hier in der dritten Person – am Rande der Wüste stehen.

Was ist das für eine Wüste?

Was für ein Bild?

Ich sehe, dass ich in einem Bild von Dali »Le tours« (Die Türme) bin. Auf Dalis Bild sieht man zwei Türme in einer nostalgischen kupferfarbenen weiten Landschaft, mit grellem Sonnenball.

Ich stand vor dieser Landschaft, aber die Türme waren keine Türme. Ich sah zwei Säulen, die durch einen Bogen miteinander verbunden waren. Das so entstandene Tor lud ein, es zu durchschreiten und in die Landschaft zu wandern.

Diese Landschaft war eine ockerfarbene Wüste, unendlich weit, auch goldfarben an manchen Stellen, ganz flach, ohne jede Erhebung oder Bewegung. Und ganz leer. Ohne Baum oder Strauch, nicht ein Tier war zu sehen, kein Mensch.

Niemand.

Nichts.

Stille.

Unendliche Weite.

Das absolute Nichts.

Das Nirwana?

Und über allem am Horizont eine grellgelbe heiße Sonne. Und diese Sonne wuchs und wuchs und nahm mit ihrem grellen Licht bald den ganzen weiten Himmel ein. Ich aber stand als dritte Person vor dem Tor: das heißt, ich sah mich stehen, ich betrachtete mich und mein Handeln als Zuschauer.

Und ich konnte nichts tun als zuzuschauen.

Reglos.

Bewegungslos.

Was wird sich ereignen?

Was werde ich zu sehen bekommen?

Was wird mein anderes Ich tun?

Und dann begannen die Säulen und der Bogen zu wachsen. Immer höher wuchsen sie in den gelbfarbenen Sonnenhimmel hinein. Ich sah sie wachsen und wachsen. Und stand davor. Wie die Goldmarie oder Pechmarie im Märchen. Aber ich ging nicht unter dem Himmelsbogen hindurch. Ich blieb davor stehen und betrachtete ihn. Gebannt und fasziniert.

Und dann war er verschwunden.

Es blieben die Unendlichkeit der leeren Wüste und die grellgelbe Sonne.

Ich fühle mich so gut. Leicht. Körperlos.

Nur Schauen.

Zuschauen.

Aufgehobensein in der Unendlichkeit von Licht.

Welch ein schönes Gefühl.

Eine sanfte Stimme:

»Der Wind, der durch die Länder weht ... dass ich dich liebe sehr ...«

Farben. Grelle Farben. Ein Blitzgewitter von Farben. Nur die Expressionisten haben solche Farben verwendet. Ich sehe Bilder von Paul Klee, herrliche Lebensfarben. Sie drehen sich im Kreis. Spiralen. Immer wieder Spiralen. Abstrakte Gebilde von großer Schönheit entstehen. Und dann wechselt das Bild. Ich sehe einen rostroten weiten Himmel, der sich riesig ausdehnt und nur wenig Platz lässt für einen schmalen Streifen dunkelgrüner Erde. Auf diesem schmalen Streifen vor dem riesigen Himmel bewegen sich farbige Schatten. Es sind Scherenschnittschatten in verschiedenen Rottönen. Von rosa über tomatenrot bis dunkelrot und violett. Die Schatten bewegen sich schemenhaft fort, ohne von der Stelle zu kommen. Der Horizont bewegt sich hin und her und mit ihm verändern die Schatten ihre Größe. Sie laufen und laufen und kommen dennoch nicht voran. Sie laufen – bis eine rote Wolke, die über das Bild zieht, alles auslöscht.

Es kommen die Spiralen wieder, die sich vielfarbig drehen und ausdehnen. Keine eckigen Formen, nur Kreise, Ellipsen, nun sanfte sich bewegende farbige Linien. Alles bewegt sich himmelwärts, um dann gleitend zur Erde zurück zu kommen. Und ich stehe als Betrachter davor, sehe, wie sich alles bewegt und schwingt. Ich fühle mich immer noch so gut.

Lachen. Wer lacht hier? Die Gesunden natürlich.

Sie haben auch was zum Lachen. Schließlich steht das Wochenende vor der Tür.

Es ist heißer Sommer. Grillwetter. Partywetter.

Natürlich muss man viel unternehmen. Jetzt. Die Zeit ist günstig.

So einen Grill – und Partysommer hatten wir lange nicht. Jeder hat etwas vor und freut sich darauf.

Bedauert werden die, die Dienst tun müssen. Die Trivialität des normalen Alltags, die mit uns hier, den sehr Kranken, nichts zu tun hat.

Wir hören die Gespräche der Gesunden und wissen, dass uns das alles nicht betrifft. Leider. Am wirklichen Leben nehmen wir nicht mehr teil. Wir hören davon, mit Interesse, aber auch mit Unverständnis. Dies ist nicht unsere Welt. Weit da draußen ist die Realität, das wirkliche Leben. Unendlich fern. Unendlich weit und unerreichbar. Das Paradies!

Die Gesunden reden davon, als wäre es ganz selbstverständlich, das Paradies Alltag im Sommer betreten zu dürfen. Sie haben keine Ahnung, wie schmal der Streifen Normalität ist, wie nahe Leben und Tod beieinander hocken. Wie groß unsere Sehnsucht nach der Trivialität des Alltags ist. Sehnsucht der Körperlosen, ans Bett Gefesselten.

Wir leben in einer Zwischenwelt, sind weder tot noch lebendig. Hier lebt man nicht selbst in der aktiven Form.

Hier wird man gelebt.

Fremdbestimmt: durch Maschinen und fremde Menschen. Nur mit der einen Sorge des Überlebens befasst.

Die Vitalwerte werden ständig überprüft, man hat alles im Blick, nickt uns auch einmal aufmunternd zu. Aber was uns bewegt und bedrückt, welchen Traumata wir ausgeliefert sind, bleibt allein bei uns. Hier ist jeder wie Tennessie Williams sagen würde, eingeschlossen, gefangen in seiner eigenen einsamen Haut. Verbannt zur Einsamkeit nur mit sich selbst, seinen Gedanken, Erinnerungen, Wünschen, Albträumen. Einsam vor allem mit seinen Ängsten, deren größte die Angst vor dem Nicht-bestehen-können der Rückkehr ins Leben ist. Hier wollen alle nur überleben. Ganz egozentrisch hat jeder nur wenig Kraft, und die braucht er ungeteilt nur für den einen Gedanken: Ich will leben.

Ich will überleben!

Ich höre die Schwester von vorhin sagen:

»Sie ist wach, glaube ich.«

Der Oberarzt beugt sich über mich und fragt:

»Hören Sie mich?«

Ich schließe die Augen als Bejahung, versuche ein leichtes Nicken.

»Sie haben es leider noch nicht überstanden. Wir müssen noch einmal ran. Morgen werden Sie noch einmal operiert. Hoffen wir, dass alles gut geht. Sammeln Sie Kräfte!«

Wieso werde ich noch einmal operiert?

Ich denke, dass alles gut gegangen ist?

Warum erklärt mir keiner etwas?

Ich bin zwar physisch im Moment völlig am Ende, aber doch nicht geistig! Helft mir doch zu überleben, indem ihr mir erklärt, was mit mir ist!

Ich bin nicht tot!

Ich lebe!

Ich bin da!

31

Ich höre alles!
Ich sehe alles.
Ich kann alles begreifen!
Warum redet ihr nicht mit mir?
Wenn ich es verstehe, kann ich besser mitarbeiten! Ich käme ein wenig heraus aus meiner nur Objektrolle. So sagt doch etwas! – Aber sie sind schon weiter gegangen. Und rufen kann ich noch nicht.

Wie soll man Kräfte sammeln auf der Intensivstation? Wo neben einem nur Elend ist in vielfältiger Form. Am schlimmsten ist nicht das leise Stöhnen, das den Raum erfüllt und zu dem man selbst auch gehört. Am schlimmsten ist das Leiden der Frau, die neben mir liegt, hinter dem Paravent. Bei der Chefarztvisite gerade bekam ich leider alles mit, denn mein Kopf funktioniert perfekt und mein Gehör ist – in diesem Fall leider – von besonders guter Qualität. Ich hörte, wie der Chefarzt der Frau mitteilte, dass ihr linker Unterschenkel amputiert werden muss. Sie habe das klassische Raucherbein. Hautverpflanzungen wären erfolglos gewesen. Medikamente schlügen nicht mehr an. Von ärztlicher Seite sei alles versucht worden, aber sie hätte nicht zu rauchen aufgehört. Sie soll sich mit ihren Angehörigen beraten, bevor sie in die OP einwilligt. Die Frau war völlig verzweifelt und weinte und schrie, ob es denn keine andere Möglichkeit gäbe, eine noch andere Behandlung, sie sei schließlich erst 43 Jahre alt. Wie solle sie denn mit einem Bein in ihrem Beruf als Verkäuferin arbeiten? Wie solle sie überhaupt damit leben? Man sagte ihr lakonisch, dass wirklich alle anderen Möglichkeiten erschöpft wären, dass es sein müsste und dass es sehr gute Prothesen gäbe, die die Krankenkasse auch bezahlen würde. Man redete ihr noch gut zu. Aber es erreichte sie nicht. Ärzte und Schwestern waren bald wieder weg, sie hatten noch mehr zu tun. Die Frau blieb mit ihrem Elend allein. Sie heulte wie ein verwundetes Tier, ohne Hemmungen, in tiefster Verzweiflung. Das änderte sich auch nicht, als ihr Mann und ihre erwachsenen Kinder kamen und lange und intensiv mit ihr sprachen. Sie tat mir unendlich leid. Und ich hätte ihr so gern geholfen. Aber, da ich nicht einmal sprechen konnte, war es mir unmöglich, ihr auch nur irgendwie zu helfen. Nach dieser Erkenntnis beschloss mein Kopf:

Du beruhigst dich jetzt!

Du sammelst Kräfte, wie du sollst!

Du bist ganz ruhig.

Du hast keine Angst.

Was geschehen soll, geschieht.

Und dann merke ich, dass ich keine Angst habe. Und keine Schmerzen. Mein Körper ist völlig gefühllos im wahrsten Sinne, denn ich fühle ihn nicht mehr. Es ist, als wäre ich ohne Körper, körperlos. Nur noch Gedanke. Was ich denke, kann ich nicht beeinflussen. Es kommt alles ohne mein Zutun. Ich bin wesenlos, körperlos.

Wer bin ich denn überhaupt noch?

Bin ich noch wirklich?

Es ist mir auf einmal alles gleichgültig. Sollen sie operieren. Mein Vertrauen in die Kunst der Ärzte ist groß. Sie haben mir das Gefühl vermittelt, dass sie professionell handeln können und ich ihrem Können voll vertrauen kann. Das gibt mir ein unsagbar gutes Gefühl: Du bist in den besten Händen!

Hier wird alles für Dich getan. Diese Ärzte sind absolute Könner! Sie werden Dein Leben retten! Schließlich ist es schon einmal gut gegangen.

Ich stehe das schon alles durch. Ich bin stark.

Was ist diese Operation gegen die unendliche Dunkelheit?

Und die Dunkelheit kommt. Die Nacht. Es ist zwar August, aber die Nächte sind schon dunkel. Ich fürchte mich, kann das aber natürlich mir weder anmerken lassen noch sagen. Schließlich ermuntere ich mich in der bewährten Weise, dass ich meinen Verstand befrage, der mir die klare Antwort gibt, dass es aber auch absolut keinen Grund gibt, sich auf der gut bewachten Intensivstation eines christlichen Krankenhauses zu fürchten. Also, versuche ich zu schlafen. Und ich schlafe ein.

Aber kurz nach Mitternacht – die Uhr ist von meinem Bett aus gut zu sehen – erwache ich mit Herzklopfen.

Wo bin ich?

Ich weiß schnell, dass ich auf der Intensivstation eines gut ausgerüsteten christlichen Krankenhauses liege. In Griffnähe liegt der Rettungsknopf, den ich nur zu drücken brauche, um sofort Hilfe zu bekommen. Der Rettungsknopf. Der rote Rettungsknopf. Ganz in der Nähe. Neben mir. Beruhigend. Und dann spüre ich auch: das Blutdruckmessgerät arbeitet, im halbdunklen Zimmer sehe ich Flüssigkeit aus den Tropfflaschen in meinen Körper fließen, neben mir seufzt jemand im Schlaf, die Nachtschwester sieht nach uns. Die Frau, die so geschrieen hat, schläft wimmernd. Sonst ist alles ganz still.

Aber der Tod ist hier. Er ist im Zimmer. Ich spüre ihn genau. Er ist dunkel und kühl. Ein Hauch. Und er ist sehr nahe. Sehr sanft. Sehr still. Der Tod ist nicht schrecklich und laut. Er ist unbedingt und wahrhaftig und endgültig. Und sanft. Ich spüre ihn ohne Furcht und Zittern.

Plötzlich kommt mir das Grimmsche Märchen vom Gevatter Tod in den Sinn. Ich habe Kurt Böwe in dieser Rolle sehr gern gesehen und bewundert, wie unglaublich gut er das Wesen des Todes erfasst und dargestellt hat. Ja, genau so ist der Gevatter Tod: alltäglich, immer da, ernst und ungerufen. Endgültig sind seine Worte. Das Ende ist gültig. Man kann nichts machen, als es zu akzeptieren.

Ich kann – stumm – mit ihm reden. Wir sehen uns an, wir verstehen einander. Ich habe keine Angst. Um mich ist große Stille.

»Wie fühlst du dich?« fragt der Tod.

»Gut. Leicht und schwerelos. Körperlos. Ich schwebe und bin nicht mehr ganz von dieser Welt. Ein angenehmes Gefühl. Es geht mir wirklich gut.«

»Es gefällt mir, dass du so von mir sprichst.«

Stumm fragen meine Augen:

»Holst Du mich jetzt schon? Ist meine Zeit abgelaufen?«

»Nein. Noch nicht.«

»Ich darf also noch ein bisschen weiter leben?«

»Ja.«

»Wie lange noch?«

»Ein wenig. Ich gebe Dir noch für alles Wichtige in Deinem Leben Zeit. Dein Lebenslicht wird noch nicht erlöschen.«

»Wie lange noch?«

—

»Wie lange noch???«

—

Er antwortet nicht mehr. Er wendet mir den Rücken zu.

Ist das alles?

Oh, ja, das ist alles! Es heißt, du darfst noch ein wenig auf dieser wunderbaren Erde sein!

Ich achte den Tod und habe ihn immer ernst genommen, doch erst seit heute bei seinem Anblick und seiner Nähe weiß ich, wie kostbar das Leben ist, wie einzigartig und einmalig. Am Rande des Todes begreife ich, was Leben bedeutet.

Jeder Atemzug sagt – ich bin da!

Jeder Herzschlag sagt – es gibt mich noch!

Jeder Gedanke zeigt – weil ich denke, bin ich!

Ich lebe!

Ich lausche meinem Atem, höre mein Herz schlagen, weiß, dass ich lebe.

Der Tod ist weiter gegangen. Noch greift er nicht nach mir. Er hat sich nur gezeigt. Deutlich gezeigt. Aber er ist nicht mehr im Zimmer. Meine Zeit auf Erden darf noch dauern. Das Lebenslicht brennt – zwar nicht mit heller Flamme, aber es wird nicht so bald erlöschen. Ich atme. Ich darf leben.

... dass ich Dich liebe sehr ...

Liebe ist stärker als Finsternis und Tod.

Aber da ist der Abgrund wieder. Der bodenlose Brunnen. Die Kälte. Die Dunkelheit. Nach meinem Gefühl bin ich in Katakomben, tief unter der Erde. Unendlich tief unter der Erde. Auf dem Boden eines bodenlosen Brunnens.

Ich kann die Feuchtigkeit und Kälte fühlen.

Die Schwärze.

Die Undurchdringlichkeit.

Die Enge.

Ich kriege keine Luft! Ich atme schwer. Mein Herz schlägt wie ein Hammer. Ich greife nach dem roten Knopf. Dem Rettungsknopf. Sofort ist die Nachtschwester da. Sie nimmt meine Hand:

»Ganz ruhig! Ganz ruhig!«

Sie setzt mir das Inhaliergerät auf:

»Atmen Sie ganz ruhig! Ganz ruhig. So ist es gut.«

Allmählich lässt die Angst nach. Ich atme wieder ruhig und bedanke mich bei der Schwester mit einem Händedruck.

Es ist noch tiefe Nacht. Alles ist ganz still. So will auch ich still werden ... Der Mond ist aufgegangen ... dass ich dich liebe sehr ...

Und dann ist da tief unter der Erde der Fluss. Ich weiß sofort, dass es der Styx ist, der Fluss des Todes. Sein dunkles Wasser fließt unendlich langsam, leise glucksend, aber unaufhaltsam in die Unterwelt. Und ich sehe den knochigen in eine schwarze Kutte gehüllten Fährmann Charon am anderen Ufer stehen. Der Fährmann, der gegen eine Münze, die man in seine Skeletthand legen muss, die Verstorbenen über den Styx in das Totenreich fährt. Wer den Styx überquert hat, kann nicht zurück.

Wieder bin ich Betrachter, am diesseitigen Ufer stehend. Wieder sehe ich mir selber zu und beobachte, was ich mache. Ich sehe, dass ich dem Fährmann nicht zuwinke, und er – zu mir schauend – bleibt unbeweglich, auf sein Ruder gestützt.

Wartend.

Abwartend.

Regungslos.

Eine zarte Gestalt am jenseitigen Ufer. Es ist Eurydike. Ja, sie ist es. Ich bin ganz sicher, es ist Eurydike, die so sehr geliebte. Ihre Füße berühren nicht den Boden, als sie geräuschlos und gesenkten Hauptes vorüberschreitet. Sie ist in ein steingraues den Boden berührendes weites Gewand gekleidet, die Kapuze, tief ins Gesicht gezogen, verdeckt ihr Antlitz. Von ihr geht eine große Traurigkeit aus. Die Traurigkeit einer ganz wundervollen und tragischen Liebe. Eine Liebesgeschichte, die mich als junges Mädchen über die Maßen berührt hat. Liebe, die stärker ist als der Tod. Liebe, die stärker ist als das Vergessen. Liebe, die unendlich ist ... Der Wind, der durch die Länder weht ... dass ich dich liebe sehr ...

Wo ist Orpheus?

Orpheus, der thrakische Sänger, der durch seinen Gesang und das Spiel seiner Kithara alle bezauberte. Seine Musik war von so großer Schönheit und Kraft, dass sie nicht nur alle Menschen aufs tiefste berührte, sondern auch Tiere und Pflanzen bewegte. Der Überlieferung nach war die Macht seiner Melodien so groß, dass selbst Unbewegliches wie Blumen und Bäume sich auf ihn zu bewegte und wilde Tiere gezähmt waren. Die Kraft seiner wunderbaren Musik hatten ihm die Götter verliehen, der Kraftquell aber war die Zuneigung zu seiner über alles geliebten Frau Eurydike. Sie gab ihm durch ihre Liebe immer neue Ideen zu immer schöneren Liedern ein. Als sie auf tragische Weise – durch einen Schlangenbiss – ihm plötzlich und unerwartet, wie oft der Tod erscheint, entrissen wird, ist seine Trauer ohne Grenzen. Seine Lieder sind verstummt. Sein Leben ohne die Liebe seiner Frau sinnentleert. Er kann nicht ohne Eurydike leben. Und so beschließt er, in den Hades zu gehen, um vom Fürsten der Unterwelt seine geliebte Eurydike zurückzuerbitten. Flehentlich und voller Wohlklang ist sein bittender Gesang, so dass selbst der Herr des Hades gerührt wird und ihm seine Frau zurückgeben will. Er stellt aber eine Bedingung: Orpheus darf sich auf dem Rückweg aus dem Hades, wenn er die Zwischenwelt, die schaurig ist und gefahrvoll, durchquert, auf der Eurydike ihm folgt, nicht umdrehen, sondern muss unbeirrt seinen Weg ans Licht fortsetzen. Dreht er sich dennoch um, bleibt Eurydike für immer in der Unterwelt.

Ovid schreibt in seinem Gedicht »Im Hades«:

»Steil geht nieder ein Pfad, umdüstert von giftigen Eiben,
Der in das untere Reich durch schweigende Stille hinabführt.

37

Nebel verhaucht die träge Styx. Neukommende Schatten
Steigen hinab alldort und Gebilde bestatteter Toten.
Winter beherrscht und Grau das dornige Land ...
Ohne Gebein und Leib gehen blutlos irrende Schatten ...«
Doch Orpheus ist fest entschlossen, für seine Liebe alles zu wagen,
voller Glück und Sehnsucht: Er wird Eurydike ins Leben zurückfüh-
ren! An nichts anderes kann er denken. Endlich Eurydike wieder in
die Arme schließen, ihre sanfte Stimme hören, sie unendlich lieben.
Er sieht nicht die Schrecken der Unterwelt, hört nicht den schlurfen-
den Gang der irrenden Schatten, spürt nicht den Atem des Todes. Er
hört hinter sich voller Freude nur den leichten Schritt der Geliebten,
die ihm ins Leben folgt. Beinahe berühren sich ihre Hände schon.
Und er hat schon fast den Ausgang aus dem Totenreich erreicht – als
Eurydike stolpert.

Besorgt um die Geliebte – dreht er sich um.

Mit einem unendlich schmerzhaften tiefen Seufzer entschwindet
Eurydike, und diesmal für immer, ins Reich der Toten. Nichts und
niemand kann sie zurückholen. Sie ist ihm für immer verloren. Ein
einziger kurzer Augenblick hat alles Glück zerbrochen. Orpheus hat
diesen Verlust nie verwunden. Er hat nichts Schönes mehr erlebt, und
sein Ende war schlimm.

Aber seine Liebe hat die Jahrhunderte überdauert. Sie ist unsterblich und bewegt uns noch heute.

Und ich sehe mich immer noch am diesseitigen Ufer stehen.

Ich sehe Eurydikes Schatten im Nebel verschwinden.

Ich stehe am Ufer.

Und dort werde ich auch stehen bleiben.

Als ich aus der Narkose erwache, bin ich diesmal im mir vertrauten
Raum. Auch bin ich nicht allein. Ein Pfleger beugt sich über mich und
sagt:

»Herzlichen Glückwunsch zum Geburtstag. Sie haben alles überstanden!«

Geburtstag? Ja, richtig, ich bin ja am Vortag meines Geburtstages operiert worden. Ich habe also alles überstanden. Nun kann ich wieder anfangen zu leben. Eigentlich habe ich im doppelten Sinne Geburtstag. Ich bin dem Leben wiedergeschenkt. Ein warmes Glücksgefühl erfasst mich. Ich lebe! Hurra, ich lebe!

Ich lebe meinen Tag Eins.

Welch ein wunderbarer Tag!

Welch ein Wunder!

Ich lebe!

Ich werde überleben!

Am Nachmittag schaut der Chefarzt nach mir. Auch er ist guter Stimmung, denn er hat ja so etwas wie ein Wunder vollbracht. Dass ich noch lebe, verdanke ich ihm. Er sagt:

»Alles Gute, Geburtstagskind. Sie haben einen Wunsch frei.«

Ich denke: Später. Und versuche, danke zu sagen. Aber es geht noch nicht.

»Sie haben Besuch!«

Mein Mann, meine Schwester und mein Schwager kommen zu mir. Sie haben frohe Gesichter. Ihre Sorgen um mich haben sie draußen gelassen. Und das ist gut so. Ich brauche viel Freude und Lebenskraft. Ich bin sehr froh, alle drei zu sehen, sind sie doch die liebsten und vertrautesten Menschen, die ich habe. Sie erzählen mir mit angenehmen Stimmen etwas, aber ich kann es nicht aufnehmen. Nach fünf Minuten sind meine Kräfte erschöpft. Ich winke ihnen mit drei Fingern nach. Jetzt werden alle drei in ein Café gehen und viel Eis essen und reden und erleichtert sein. Wunderbar, solche Menschen zu haben! Bald werden sie wiederkommen. Von nun an geht's nur noch bergauf.

Und jetzt werde ich schlafen.

Kräfte sammeln.

Ich l e b e!

Der Tag Eins ist mein Glückstag.

Die Intensivstation hat ihre eigenen Gesetze. Hier liegen Schwer- und Schwerstkranke. Vierundzwanzig Stunden am Tag werden die Vitalwerte jedes Kranken überwacht. Alle sind verkabelt und an Maschinen, die unser Überleben sichern, angeschlossen. Ab und zu das Gesicht einer Krankenschwester oder eines Pflegers. Immer ist einer da. Das ist beruhigend. Ich beschließe, so viel wie möglich zu schlafen.

»Haben Sie Schmerzen? Brauchen Sie etwas?«

Ich habe nur solche Schmerzen, die auszuhalten sind. Ich will sie spüren, ich will meinen Körper spüren, den ich endlich zurückerhalten habe, denn Schmerzen bedeuten auch lebendig zu sein, bedeuten Leben. Bedürfnisse anderer Art habe ich zur Zeit nicht. Ich werde über Schläuche und Sonden mit allem Notwendigen versorgt. Hunger und Durst kenne ich jetzt nicht. Der Körper lebt auf Sparflamme.

Es geht mir gut. Ich habe alles überstanden. Was nun noch kommt, kann ich aushalten. Mag es nur kommen.

Hier lebt man zwischen den Welten. Physisch und psychisch zwischen der Welt der Gesunden und der Welt der Toten. Noch ist nicht entschieden, wohin man gehört. Alles ist möglich. Alles ist offen. Der Engel des Todes befindet sich noch im Raum. Ich sehe ihn oft als graue Gestalt, nebelhaft, sich im Raum bewegen. Aber er bleibt nicht stehen an meinem Bett. Er bewegt sich weiter – mal näher, mal ferner sehe und spüre ich ihn. Das Ende ist offen. Als Betroffener fühlt man es sehr deutlich. Man braucht seine ganze Willenskraft zum Überleben. Der Kopf muss dem Bauch überlegen sein.

Und dann ist da die andere Zwischenwelt: die heilige hierarchische Ordnung. Fast wie in einer längst vergangenen Epoche der Menschheitsgeschichte wird hier regiert und reagiert. Die einen haben die absolute Macht über das Objekt Patient. Die anderen haben zu gehorchen, oft, ohne zu wissen, was eigentlich mit ihnen geschieht. Ihre Rechte, von denen kaum einer weiß, sind, selbst wenn man es weiß, schwer zu realisieren. Was versteht schon so ein medizinischer Laie von den hehren Überlegungen der Götter in Weiß? Wer wagt es da, überhaupt nachzufragen?

Einzig, wenn Unterschriften für Operationen oder schwierige Eingriffe erforderlich sind, wird das Nötige erklärt. Hilf – und machtlos fühlt man sich in einer fremden, einen ängstigenden Welt, ausgeliefert. Wie soll man da aktiv den Genesungsprozess beeinflussen können?

Das erste Mal nehme ich das kleine Zimmer, in dem ich – nun allein – liege, bewusst wahr: Helle Wände, ein mir unbekanntes Landschaftsbild in Pastellfarben, nichtssagend, langweilig, ein Allerweltsbild, außerdem hängt es, wie fast alle Bilder in öffentlichen Einrichtungen, zu hoch. Und den Raum beherrschend, Apparate, die ticken, tropfen und andere leise Geräusche von sich geben, ein halb geöffnetes gegen Sonneneinwirkung abgedunkeltes Fenster.

Alles beruhigend.

Stille.

Man hört nur den eigenen schweren Atem und das Herz pochen.

Ich denke, dass leise Musik von Mozart oder Chopin, die ich so liebe, mir jetzt gut tun würde. Aber das ist wohl nicht vorgesehen. Hier wird nur der Körper versorgt.

Aber was ist mit meiner Seele?

Mit meinen Ängsten?

Nur nicht zuviel grübeln.

Der Körper ist gut versorgt, ich spüre ihn und spüre ihn nicht, er funktioniert ohne mein Zutun automatisch, durch Maschinen gesteuert. Ich bin immer noch oft körperlos. Kein Schmerz, kein Gefühl wie Hunger oder Durst.

Fremdheit.

Aber mein Kopf ist klar. Ganz klar. Er arbeitet mit äußerster Präzision und ungeahnter Schnelligkeit. Viel genauer und umfassender als im Normalzustand. Die Texte, auch sehr umfangreiche und lange nicht in Erinnerung gerufene, von denen ich annahm, dass ich sie nur noch unzulänglich beherrsche, kommen fehlerfrei und in großem Tempo. Ich kann nicht so schnell sein in der Sprache wie mein Kopf es will. Alles sprudelt aus mir wie eine Quelle. Es macht mir große Freude, die wunderbaren Balladen und andere Texte aus der Erinnerung zu rufen. Ich genieße die klassische Sprache, die Reime, den Rhythmus der Dichtungen. Ich fühle mich wohl und bin ganz in meinem

41

Element. Meinem Kopf fällt – ohne mein Zutun und ohne dass ich irgendwie irgendwas steuern kann – das einmal Gelernte ein. Und so rezitiere ich mindestens zwanzig Balladen von Goethe und Schiller, wie z. B. »Der Taucher«, »Die Bürgschaft«, »Die Kraniche des Ibykus«, »Der Schatzgräber«, »Der Sänger«, »Erlkönig«, »An den Mond«, »Das Göttliche« u.a. Dann Gedichte von Heine, Uhland, Eichendorff, Rilke. Verse aus Goethes »Faust«, den ich fast auswendig kann. Und meine Lieblingsverse aus der »Odyssee«:

>*»Dem edlen Odysseus*
>*erzitterten Herz und Knie.*
>*Tief aufseufzend*
>*sprach er zu seiner erhabenen Seele:*
>*Weh mir,*
>*was wird mir noch alles widerfahren?«*

Dies und noch mehr, ungesteuert, floss mir zu und fand in einem mehr oder weniger in klaren Worten gemurmeltem Monolog Ausdruck.

Das Pflegepersonal war besorgt.

Sie vermuteten Fieber. Entzündungen. Aber ich hatte kein Fieber mehr.

Bei der am nächsten Morgen stattfindenden Visite fragte man den Stationsarzt:

»Sie ist so unruhig und redet viel von lauter Leuten, von denen wir noch nie etwas gehört haben. Fieber hat sie aber nicht.«

»Von welchen Leuten redet sie denn?«

»Na, so komische Namen wie Odysseus, Äneas, Ibykus und so, ich habe ein paar aufgeschrieben, man behält es ja nicht.«

Der Stationsarzt schmunzelte:

»Seien Sie ganz unbesorgt. Das sind nur die Reste der deutschen klassischen Bildung. Davor braucht man sich nicht zu fürchten.«

Nachts bin ich wieder in den Katakomben.

Wieder ist da die Angst vor der Dunkelheit. Wieder spüre ich den Abgrund, den bodenlosen Brunnen. Ich lebe in der Zwischenwelt, immer noch. Der Tod bewegt sich immer noch im Raum. Ich spüre ihn.

Seinen kühlen Hauch. Aber wir reden nicht mehr miteinander. Es ist alles gesagt. Nichts zu streichen. Nichts hinzuzufügen. Ich warte darauf, dass er weiter geht.

Wieder bin ich in einem Bild. Ich sehe mir zu als Betrachter, nicht als Handelnder. Ich erkenne Böcklins »Toteninsel«. Den riesigen blauschwarzen Himmel und den dunklen Fluss, den man überqueren muss, um auf die Toteninsel zu kommen. Es ist aber nicht der Styx, dieser Fluss ist der Lethe, der Fluss des Vergessens, der den Bereich der Lebenden von dem der Toten trennt. Am Flussufer steht nicht der Fährmann Charon, der die Toten gegen ein Entgelt hinüberfährt, sondern auf dem Fluss ist ein Boot mit einem Rudernder, der mit dem Rücken zu mir sitzt, und eine hoch aufgerichtete stehende Gestalt, die den Toten ins Reich der Schatten begleitet. Auch diese Gestalt, in ein helles lang fallendes Gewand gekleidet, dreht sich nicht um. Sie dreht sich nicht zu mir hin und winkt mir nicht zu. Das Boot fährt geräuschlos weiter. Beide Gestalten erfüllen einen Auftrag. Sie geleiten den Toten zur Insel. Diese Insel mit ihren dunklen Zypressen und den warmen Farben der Totenhäuser gibt mir ein gutes Gefühl. Es ist schön, so in den Tod zu gleiten.

Aber jetzt noch nicht.

Ich stehe im Bild und sehe, dass ich unbeweglich stehen bleibe. Das Boot mit dem Toten entfernt sich, die Insel entfernt sich.

Und ich stehe und schaue.

Keine Toteninsel mehr.

»Der Wind, der durch die Länder weht ... dass ich dich liebe sehr ...«

Jetzt werde ich schlafen.

Am nächsten Morgen bei der Chefarztvisite fragt man mich, wie es mir gehe. Ich sage, so laut ich kann, aber es ist nur ein Hauch:

»Gut.«

Alle lachen.

Ich beschließe und halte es durch, bei Fragen nach meinem Befinden immer nur mit »gut« zu antworten. Das hat mir sehr geholfen!

43

Nichts wäre mir verhasster gewesen als bemitleidenswert zu sein. Das war ich in meinem ganzen Leben nicht. Und damit fange ich erst gar nicht an, denn »Wer seinen Schmerz zu beherrschen weiß, lindert ihn.« – eine alte chinesische Weisheit.

Mein Bauch fühlt sich an wie der Chininpanzer eines Insekts. Riesig, steif. Beim ersten Verbandswechsel nach der OP sagt der Stationsarzt zu mir:

»Überlegen Sie es gut, ob Sie sich das zumuten wollen! Ihr Bauch ist vorerst nur mit einer Naht zugenäht. Falls wir noch einmal ranmüssen. Sie können also das Innere sehen.«

Was bekomme ich da bloß zu sehen?

Was mag das bedeuten »nur eine Naht«? Wie hat man sich das vorzustellen?

Aber – soll ich mich vor mir selbst ekeln?

Habe ich etwa keinen Mut, mir das anzugucken, was real und wirklich ist?

Ich sage leise: »Ich will alles sehen.«

Oh, Gott! Mein Bauch ist ein einziges Trümmerfeld, zerstört und blutig. Aber ich denke: Ich habe es so gewollt. Es ist schließlich mein Bauch. Egal, wie er jetzt aussieht, ich liebe ihn, er gehört zu mir. Und dann denke ich: 'Gut durchblutet, das kann nur gut sein.' Als hätte er es gehört, sagt der Stationsarzt:

»Es sieht gut aus. Mehr als gut. Wir können zufrieden sein. Verbinden!«

Ich habe mich weder geekelt noch geängstigt, es war viel zu interessant. Wer hat schon Gelegenheit, in seinen Bauch zu gucken?

Diesem Verbandwechsel jeden Tag sehe ich mit gemischten Gefühlen entgegen: Auf der einen Seite bin ich gespannt, ob auch alles weiter so gut verläuft, auf der anderen Seite fürchte ich mich vor den Schmerzen und der Wundsäuberung. Aber danach ist dann das angenehme Gefühl von Sauberkeit und Frische. Das wiegt alles auf.

Es ist halt, wie es ist, man muss da durch!

Wenn nur diese Mattigkeit und Schwäche nicht wären!

Warum bin ich so schwach?

Mein Kopf ist klar, aber mein Körper verweigert den Dienst.

Ich werde künstlich ernährt und mit Sauerstoff beatmet. Ich werde gewaschen wie ein Kleinkind. Als man mich mit Hilfe des beweglichen Bettes ein wenig aufrichtet, will ich versuchen, mir die Zähne zu putzen. Die Zahnbürste entfällt meiner kraftlosen Hand. Ich kann sie einfach nicht halten. Mit einem trockenen Schluchzen falle ich zurück in das Kissen. Ich bin erschüttert und verzweifelt, dass ich so völlig hilflos bin.

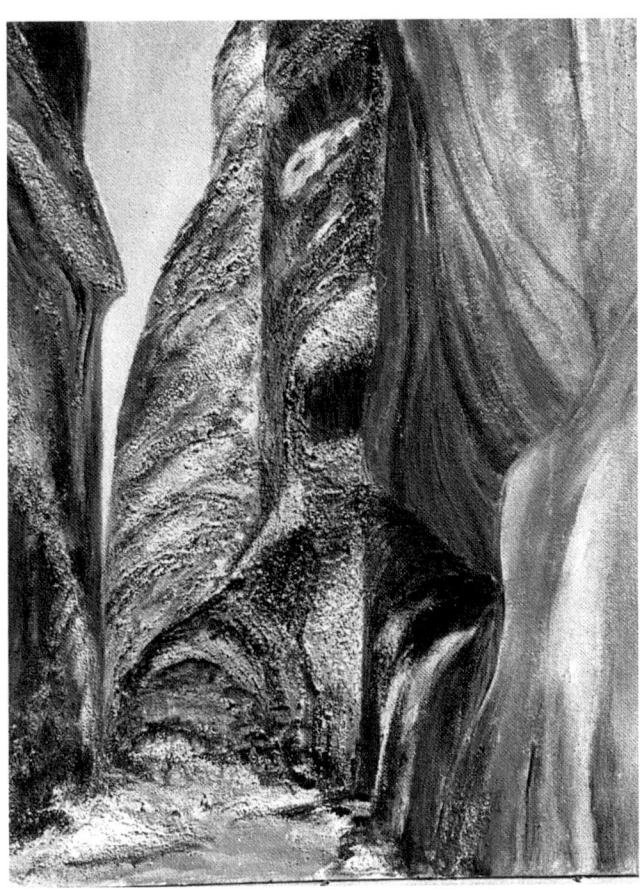

Am Nachmittag gibt es große Unruhe.

Da das Bett neben mir frei ist, bringt man einen gerade verunglückten Bauarbeiter nach der Erstversorgung ins Zimmer. In seiner Begleitung zwei Frauen. Da ich nur durch einen Paravent von dem Geschehen getrennt bin, bekomme ich alles mit.

Der Verunglückte muss operiert werden, verweigert aber die nötige Unterschrift. Um ihn zu überzeugen, sind beide Frauen, die ich nur hören, aber nicht sehen kann, da. Ich höre, dass es nicht etwa, wie ich zuerst angenommen, seine Mutter und seine Frau sind, nein, beide sind seine Frauen. Man hat sich arrangiert. Der Mann lebt mit beiden Frauen: die eine, seine Ehefrau, versorgt, da arbeitslos, den Haushalt. Die andere, der das Haus gehört, in dem alle drei wohnen, ist seine Geliebte. Deutlich ist der graduelle Unterschied im Verhältnis des Mannes zu beiden Frauen zu hören: Er ist mürrisch und aufsässig, wenn er mit seiner Frau spricht, und maulfaul und eher nachgiebig, wenn er seiner Geliebten antwortet. Ein unmöglicher Typ, denke ich. Aber die Frauen scheinen das als völlig normal zu empfinden, sie scheinen beide gut damit leben zu können. Sie sind sich einig und gehen manierlich miteinander um. Da der Mann sich noch immer weigert, die nötige Unterschrift zur Operation zu geben, und rumlamentiert und rummault, trifft die Geliebte die Entscheidung. Sie sagt streng:

»Du unterschreibst jetzt. Sofort. Schließlich muss das Dach noch repariert werden!«

Was keine Überredungskunst von Ärzten und Schwestern zuwege brachte, die angemahnte Dachreparatur bewirkt das Wunder. Er unterschreibt – und verlässt mein Zimmer.

Der Tag dehnt sich endlos. Ich versuche, viel zu schlafen, um Kraft zu schöpfen.

Es ist unerträglich heiß. Eine mildtätige Schwester hat einen Ventilator an mein Bett gestellt, für den ich ihr unendlich dankbar bin. Er kühlt ein wenig.

Ich würde mich so gern einmal aufsetzen, versuchen, mich selbst zu waschen. Aber der Pfleger meint, es wäre zu früh. Als ich es doch durchsetze, scheitert der Versuch kläglich. Und das Schlimmste: Ich bekomme keine Luft. Dauernd habe ich das Gefühl, ersticken zu müssen. Ich japse nach Luft, mein Herz schlägt wie ein Hammer, ich habe schreckliche Angst.

Panik erfasst mich.

Warum bekomme ich keine Luft?

Ich ersticke!

Hilfe!

In meiner Todesangst drücke ich den roten Knopf. Ich will schreien, aber kann es nicht. Die Luftnot wird immer größer. Ich rudere mit den verkabelten Armen.

Schreie tonlos.

Helft mir doch!

Endlich kommt nach einer mir endlos erscheinenden Zeit jemand. Der Pfleger holt eilig ein Inhaliergerät und sagt beruhigend:

»Atmen Sie tief ein! Immer tief einatmen, dann wird es schon. Sie müssen immer denken, es ist genug Luft da für alle. Auch für Sie!«

Und so sage ich mir tausendmal in Gedanken diesen Satz: »Es ist genug Luft da. Es ist genug Luft da. Es ist genug Luft da.« Allmählich beruhige ich mich. Atme wieder langsam. Die panische Angst vor dem Erstickungstod ist vorbei.

Wie kommt es eigentlich, dass ich so wenig Luft kriege?

Warum erklärt mir nicht einer mal, was überhaupt mit mir ist?

Ich weiß nur, dass mein Bauch vereitert war, ein wohl geplatzter Blinddarm, und dass ich dreimal operiert wurde.

Alles andere weiß ich nicht, wüsste es aber gern.

Viel später, als ich schon auf der chirurgischen Station war und im Gang die ersten Laufversuche machte, erfuhr ich an einem Sonntagnachmittag vom Stationsarzt, der ausnahmsweise Zeit für mich hatte, was eigentlich los ist und warum ich so lange im Krankenhaus liegen muss und so schwer wieder auf die Beine komme.

Warum haben weder ich selbst noch mein Hausarzt gemerkt, dass ich eine akute Blinddarmentzündung hatte?

Warum hatte ich keine Schmerzen?

Der Stationsarzt sagt:

»Ich verstehe bis heute nicht, dass Sie so spät, fast zu spät erst zu uns gekommen sind!«

Ich antworte:

»Ich habe nicht gewusst, wie schlimm es um mich stand. Mir war schlecht. Ich habe im Bett gelegen. Aber ich dachte, dass ich eine leichte Sommergrippe habe und nur sehr gestresst bin – schließlich war es kurz vor meinem Urlaub. Schmerzen hatte ich nicht. Auch dort nicht, wo normalerweise der Blinddarm liegt.«

Der Stationsarzt sieht mich an:

»Normal, entschuldigen Sie, war in Ihrem Fall so gut wie nichts. Der Blinddarm saß an einer völlig untypischen Stelle, auf dem Rücken. Er war vereitert, so dass eine diffuse Bauchfellentzündung und ein Darmverschluss dazu kamen. Und ein septischer Schock. Als wäre das noch nicht genug, hatten Sie sich auch noch eine Rippenfellentzündung zugelegt. Daher die Luftnot. Wir haben Sie dreimal mit Vollnarkose operieren müssen und Sie vier Tage in ein künstliches Koma versetzt. Das war Ihre Chance zu überleben. Dass Sie es überlebt haben, ist für uns alle ein Wunder. Wir konnten nur schwer daran glauben. Ihre Chancen waren minimal.«

»Dann war ich also fast tot?«

»Wir haben Sie zweimal zurückgeholt.«

»Ich bin dem Tod von der Schippe gesprungen.«

»Ja. In des Wortes wahrster Bedeutung. Ich habe bei den Operationen Ihren Bauch gesehen. So etwas Schlimmes sah ich noch nie! Wir mussten alle Organe und die Därme reinigen. Mehrfach. Deshalb die drei Operationen. Dass Sie das überlebt haben ... Ein Wunder. Hoffentlich ist Ihnen das bewusst und Sie gehen nächstens sorgfältiger mit Ihrer Gesundheit um.«

Wir sahen einander lange an, und ich wurde sehr still. Als ich es verarbeitete – noch stiller. So schlimm hatte es also um mich gestanden! Ungeahnt schlimm.

Dem gütigen Schicksal und der Kunst der Ärzte verdanke ich mein Leben.

Ich bin kein gläubiger Mensch. Religionen mit ihren Ritualen haben mich nie angesprochen. Schon sehr früh – mit 16 Jahren – habe ich mich der Lebensphilosophie Goethes angeschlossen, die der Spinozas gleicht: Gott ist unendlich. Gott ist in allem in der lebendigen Natur. Gott ist die Natur. Und der Mensch ist nur ein Teil dieser unendlichen Natur. Das Sein jedes Menschen ist begrenzt, seine Lebenszeit – gemessen an der Unendlichkeit – nur ein Hauch. Für jeden einzelnen ist aber dieser Hauch alles, was er überhaupt hat. Und darum ist jedes Leben wichtig und achtenswert. So klar, so gut und verständlich wie Goethes »Vermächtnis«:

> *»Kein Wesen kann zu Nichts zerfallen!*
> *Das Ew'ge regt sich fort in allen,*
> *Am Sein erhalte dich beglückt!*
> *Das Sein ist ewig: Denn Gesetze*
> *Bewahren die lebend'gen Schätze,*
> *Aus welchen sich das All geschmückt.«*

Diese Philosophie reicht aus, solange man gesund und seiner selbst sicher ist.

Aber wer hilft in der Not?

An wen kann man sich wenden?

Wer hat mir geholfen?

Wer hat das Wunder bewirkt?

Ich habe das Gefühl, dass mir geholfen wurde, von Mächten, die ich nicht kenne, die mir aber Kraft und Leben gaben.

Meine Schwester, meine Freundin, sagten: »Ich bin nicht religiös, aber ich habe gebetet. Das war das Einzige, was ich in meiner Not für Dich tun konnte.«

Später haben mir meine Verwandten und Freunde alle erzählt, dass es ihnen ähnlich ergangen ist.

49

Woher kam diese geistige Kraft?

Wie hat sie mich erreicht?

Ich glaube, dass die geistige Kraft unsterblich ist, wenn man »Gott als höhere Denkkraft« wie Einstein begreift. Unser Körper vergeht – aber unser Geist, unsere Seele, bleiben. Das Gesetz von der Erhaltung der Energie. Geisteskraft ist Energie. Sie ist veränderbar, aber unauslöschlich. Sie ist unsterblich, unendlich, sich immer wieder erneuernd.

Ich habe den Eindruck, dass, als ich körperlos war, mein Geist aufgebrochen war in die weiten Landschaften der Seele, in die Unendlichkeit des Daseins, am Rande des Nirwana, des Weltalls, der Endlosigkeit und der Tiefe unendlicher Ozeane. Vielleicht habe ich einen Blick darauf werfen können, was »hinter dem Gartenzaun« auf uns wartet, was jenseits unserer kleinen Realität ist. Der Übergang vom Leben zum Tod ist nicht schrecklich, er ist harmonisch, weit, hell, voll froher Erwartung und Harmonie. Der Tod ist nicht das Ende. Er ist der Beginn einer langen Wanderung durch Zeit und Raum, der Schritt in die Unendlichkeit. Ist man diesen letzten Schritt gegangen, gibt es kein Zurück. Aber manchmal hat man die Chance, einfach stehen zu bleiben und diesen allerletzten Schritt noch nicht zu gehen. Manchmal darf man stehen bleiben, im Leben bleiben.

Ein Gefühl großer Dankbarkeit für mein Leben erfüllt mich.

2. KAPITEL

Zurück ins Dasein

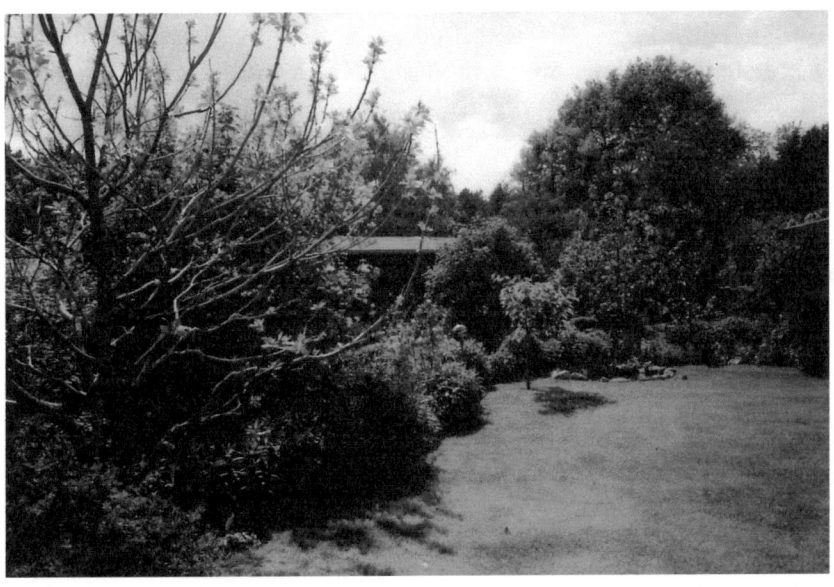

Jetzt liege ich schon so viele Tage in diesem engen und sehr heißen 2-Bett-Zimmer auf der Intensivstation. Ohne Zeitgefühl.

Heute ist es besonders heiß. Es sollen bis zu 39° C werden. Unerträglich.

Erst recht unerträglich in diesem engen Raum. Die Enge bedrückt mich, raubt mir den Atem. Ich bin wieder eingeklemmt. Wieder hilflos eingeklemmt. Nicht unter Trümmern. In einem Chininbauchpanzer. In einem viel zu engen Raum. Unter einer Hitzeglocke. Der Ventilator und die Kühlbeutel können nur wenig bewirken. Mir ist, als sollte ich ersticken.

51

Schreien.
Innerlich schreie ich.
Niemand hört mich.
Ich muss hier raus! Ich muss hier raus!!!

Der Pfleger kommt mit heiterem Gesicht und beruhigt mich, er sagt:
»Die Hitze halten Sie aus! Freuen Sie sich! Heute bekommen Sie das erstemal bei uns etwas zu essen! Die künstliche Ernährung ist vorbei! Ein Schlauch weniger!«

Ich freue mich. Ich freue mich wirklich – trotz der Hitze und sage:
»Was gibt es denn?«

»Puddingsuppe«, sagt er stolz. »Und Sie dürfen wählen. Schoko oder Vanille.«

In meinem vorigen Leben habe ich alles Süße nicht gemocht. Niemals hätte ich Puddingsuppe zu mir genommen. Hier aber ist alles anders, hier fängt das Glück ganz weit unten an. Und so sage ich froh:
»Schoko.«

Die Suppe ist in einer Schnabeltasse.
»Kriege ich keinen Löffel?«

»Wenn Sie wollen«, sagt er und lächelt vieldeutig. «Versuchen Sie, alles zu essen. Egal, wie lange es dauert. Ich lasse Sie jetzt allein.«

Nachdem er mich mit Hilfe des beweglichen Bettes in eine Sitzposition gebracht hat, verlässt er den Raum. Da hocke ich nun mit dem kleinen Tablett und meiner Tasse Puddingsuppe und freue mich wie ein Kind zu Weihnachten auf das erste Essen nach so langer Zeit.

Ich versuche, mit dem Löffel zu essen, lasse es aber schnell sein. Ich kann den Löffel nicht halten, er ist zu schwer für mich, ich bin zu schwach. Langsam beuge ich mich über die Tasse und atme den Geruch von Essen ein. Köstlich. Hier und jetzt will ich diese Süßspeise als etwas Köstliches genießen, was Leben bedeutet. Ein Schritt in Richtung Genesung.

Wie soll ich diese Suppe bloß essen?

Ich halte die Tasse mit beiden Händen auf die Knie gestützt und schlürfe den ersten Schluck.

Köstlich. Wunderbar. Der Bauch wird angenehm warm.

Den zweiten Schluck.

Pause.

Augen schließen. Zurück lehnen. Kraft schöpfen.

Wieder einen kleinen Schluck nehmen.

Pause.

Später erfahre ich, dass ich zum Leeren der ersten Tasse Suppe mehr als eine Stunde gebraucht habe. Aber – ich habe es geschafft!

Am Nachmittag ist es so heiß, dass ich um mehr Kühlbeutel bitte, um Stirn und Arme ein wenig kühlen zu können. Das hilft. Aber nur kurz, dann müssen die Kühlbeutel gewechselt werden. Die Schwestern tun es. Aber leicht unwillig. Es ist eine zusätzliche Lauferei, und ihnen ist auch heiß.

Und dann die Enge! Am schlimmsten ist die Enge des kleinen heißen Raums. Ich kann hier nicht bleiben. Ich muss hier weg! Wieder die Panik vom Vormittag. Atemnot, das Gefühl, eingeklemmt zu sein, festzusitzen.

Eine junge Ärztin, die mitleidig sich nach dem Befinden bei der Hitze erkundigt, bitte ich:

»Bitte, verlegen Sie mich in ein größeres Zimmer! Ich halte es hier nicht mehr aus!«

Sie verspricht, sich zu kümmern.

Der Tag vergeht.

Nichts geschieht.

Zur Nacht haben sie mir ein leichtes Schlafmittel gegeben, damit ich ruhiger werde.

Aber das Gegenteil geschieht. Ich habe schreckliche Albträume, schreie und versuche, aufzustehen. Sie haben alle Mühe, mich zu beruhigen.

Bei der Visite trage ich erneut meine Bitte vor.

Man hört mich an, verspricht mir ein größeres Zimmer.

Nichts geschieht.

Ich muss hier raus! Sonst drehe ich noch durch! Ich muss hier raus!!! Ich w i l l hier raus!!!

Was kann ich tun?

Was kann ich bloß tun?

In meiner Verzweiflung greife ich zu einem unerlaubten Mittel: Ich werde sie unter Druck setzen.

Nachdem ich zum Mittag meine zweite Puddingsuppe geschlürft habe, bitte ich, dem Stationsarzt auszurichten, dass ich heute nach Hause gehen werde. Der Stationsarzt erscheint sofort und wettert:

»Sind Sie noch bei Troste! Ihr Bauch ist noch auf! Sie können nicht einmal stehen! Da wollen Sie nach Hause!? Welch ein Irrsinn!«

»Nicht wahr?« sage ich sehr ruhig, aber streng. »In dieser Hitze in diesem engen Raum werde ich verrückt. Das kann ich mir nicht leisten. Mein Kopf ist mein einziges Kapital. Den brauche ich noch.«

Er sieht mich durchdringend an.

Sein Blick ist eine Mischung aus Empörung und Bewunderung.

Beides tut mir gut.

Eine Stunde später werde ich in einen auch heißen, aber großen Raum mit zwei ganz großen offenen Fenstern geschoben. Mein Bett steht nun direkt am Fenster. Nach so langer Zeit sehe ich wieder einen Laubbaum. Es ist eine Linde. Ihr Laub ist welk in der unerträglichen Hitze. Aber es ist ein Baum. Etwas Lebendiges in dieser Sterilität. Ich schaue verzückt auf den Baum und sage in Gedanken:

›Guten Tag, Bruder Baum, ich grüße dich! Ich umarme dich! Ich sehe dich an und bin bei dir. Ich schmiege meine Wange ganz fest an deine rissige Rinde. Ich spüre deine Kraft und Stärke. Du bist so alt, so stark, so unverwüstlich. Gib mir von deiner Kraft etwas ab! Hilf mir zu überleben! Freue dich mit mir, dass ich endlich das enge Zimmer verlassen durfte! Wir leben beide, lieber Bruder Baum.‹

Die Schwester, die mein Bett hierher geschoben hat, sagt spitz:

»Na, geben Sie nun Ruhe, sind Sie jetzt zufrieden?«

Und ich sage glücklich mit einem tiefen Seufzer:

»Oh, ja! Vielen Dank.«

Jetzt gebe ich Ruhe. Jetzt werde ich schlafen und Kräfte sammeln.
Im Halbschlaf denke ich noch: Ich verlasse langsam die Nur-Objekt-
rolle. Heute habe ich zum ersten Mal hier meinen Willen durchgesetzt.
Es geht bergauf!
Immer bergauf!
Ihr werdet noch staunen!

Am Nachmittag besucht mich mein Mann wieder. Er kommt oft. Immer noch trägt er die dunkelgrüne Schutzkleidung für Besucher der
Intensivstation. Sieht scheußlich aus, muss aber sein. Er freut sich, als
er mich in diesem Zimmer sieht. Auch für ihn ist es ein Fingerzeig,
dass das Schlimmste überstanden ist.

Mir fällt auf, wie angegriffen er aussieht. Macht er sich nur Sorgen
oder kommt er allein schwer zurecht?

Ich habe ihn in den vergangenen Jahren verwöhnt.

Im »alten« Leben vor der Wende war er beruflich viel unterwegs.
Da war es selbstverständlich als gelernte DDR-Frau, den Alltag selbständig zu bewältigen. Was denn sonst? Und im »neuen« Leben nach
der Wende blieb es dabei. Warum soll man Bewährtes ändern?

Ich frage ihn:

»Kommst Du auch zurecht?«

»Na, klar.«

»Du weißt ja nicht einmal, wo das Geld zu Hause liegt! Und kochen
kannst Du auch nicht.«

»Das Geld habe ich gefunden. Und kochen muss ich nicht. Ich
kaufe mir Fertiggerichte. Und Wäsche habe ich auch schon gemacht.
Es ist ja nicht so schwer, die Waschmaschine zu bedienen. Du machst
Dir wieder einmal völlig unbegründet Sorgen.«

Ein Seufzer der Erleichterung.

Es scheint ja alles auch ohne mich zu laufen.

Bin ich nun froh darüber?

Ja und nein.

Unwillkürlich drängen sich die Gedanken auf: Wenn ich nun gestorben wäre, was hätte ich hinterlassen? Ungeordnete Papiere. Eine Bibliothek, in die ich seit meiner Kindheit investiert habe und auf die ich stolz bin. Wer soll sie erben? Unklar. Unklar wie alles, was mit der Endlichkeit des Seins, mit der ich nicht gerechnet hatte, zu tun hat. Ich hatte einfach überhaupt keine Vorstellung davon, dass ich ohne Vorwarnung, wie es anderen passiert, mein Erdendasein beenden könnte. Dazu passt auch, dass wir nicht einmal ein Testament gemacht haben. Auch das muss getan werden. Das ganze Leben muss neu und den veränderten Erkenntnissen angepasst, geregelt werden. Es ist viel zu tun.

Wenn ich nun plötzlich und unerwartet, wie es immer heißt, gestorben wäre, bliebe meine Arbeit als Fragment liegen. Ich habe immer im Leben eine angefangene Sache auch zu Ende gebracht. Und das will ich unbedingt weiter so halten. Das Angefangene zu einem ordentlichen Schluss führen. Einen Abschluss – wie auch immer geartet, aber gewollt – herbeiführen. Das gehört zu meiner Auffassung von Beruf und Leben. Ich bin froh, dass ich es wohl schaffen werde.

Wenn es so gekommen wäre, dann hätte ich mich von niemandem verabschieden können. Ein Tod ohne Sinn und Verstand. Nichts aufgeschrieben. Mit niemandem gesprochen. Aus dem Leben gegangen ohne Abschied. Fürchterliche Vorstellung! Auch das muss ich ändern! Ich muss vieles ändern.

Im Bett ziemlich ramponiert liegend, denke ich das erste Mal über den Tod in unserer Familie nach. Außer denen, die der Krieg fraß, sind alle preußisch gestorben, sozusagen mit Haltung, geistig die Hände an der Hosennaht. Niemand war lange krank oder fiel sich selbst und anderen auf die Nerven. Preußisch gestorben: Herzschlag. Aus. Aber alle hatten ihr Ende kommen gesehen und sich darauf gebührend vorbereitet und sich verabschiedet. Ich denke, dass ich diese Tradition fortführen möchte.

Meine Gedanken aber lassen mich nicht los.

Wenn ich nun gestorben wäre ...

Hätte sich dann etwas geändert bei den Dingen, die mir wert und teuer sind?

Sicherlich wäre keine Uhr stehen geblieben wie die Lieblingsuhr meiner lieben Mutter, die sie von meinem Vater zur Hochzeit erhielt, die sie wöchentlich pünktlichst aufzog und an der sie kein Staubkorn duldete. Diese Uhr, die wir als Kinder nicht anfassen sollten, war unserer Mutter heilig. Uns aber ging sie oft auf die Nerven, denn sie zeigte klangvoll und laut halbstündlich und stündlich mit nachhallenden Glockenschlägen die genaue Zeit an. Diese Uhr begleitete unsere Kindheit. Sie hatte sogar die Bombennächte unbeschadet überstanden. Nie war sie unrichtig gegangen. Nie war sie einfach stehen geblieben. Immer war auf sie Verlass. Wir stellten nach ihrer Zeitvorgabe unsere anderen Uhren.

Diese Uhr blieb beim Tod unserer lieben Mutter stehen, obwohl sie aufgezogen war. Sie zeigte die Todeszeit als letzten Liebesdienst genau an. Wir brachten sie zu verschiedenen Uhrmachern, die alle dasselbe sagten:

»Eigentlich müsste sie gehen.«

Sie ging aber nicht, und sie geht nicht, bis auf den heutigen Tag. Niemand weiß, warum sie sich weigert zu gehen. Dennoch warfen wir sie nicht weg, sie, die jetzt eigentlich nutzlos ist, weil sie die Zeit nicht mehr anzeigen will. Sie ist aber da, steht bei uns im Wohnzimmer und mahnt mich täglich. Carpe diem! Nutze den Tag! Und sie zeigt mir täglich, wie gering mein Wissen darum ist, was Goethe bezeichnet als das, was die Welt im Innersten zusammen hält. Dass es Dinge gibt zwischen Himmel und Erde, die wir uns nicht erklären können, die wir aber akzeptieren müssen.

Wenn ich nun gestorben wäre ...

Hätte mein Lieblingsbaum dann Schaden genommen?

Mein Mann pflanzte ihn, einen Katalpa oder Trompetenbaum, für mich, als wir vor zehn Jahren unser Haus zu bauen begannen. Dieser Baum, ein Zeichen seiner Liebe und Fürsorge, sollte mir, die ich die heiße Sonne nicht vertragen kann, Schatten spenden und gehören. Ich liebte ihn von Anfang an, redete mit ihm, goss und düngte ihn, ermunterte ihn, schnell zu wachsen, umarmte ihn wie einen guten Freund. Er dankte es mir, denn er wuchs schnell und prächtig. Schon nach wenigen Jahren spendete er den sehnlichst erwünschten Schatten. So konnte ich in seinem Schatten froh und dankbar ruhen und das Leben, wie ich es liebte, genießen. Gibt es etwas Besseres, als am Sonntag mit einer Tasse duftenden Kaffees und einem guten Buch im Schatten dieses Wunderbaums zu ruhen? Für mich war das die Krönung der Woche. Darauf freute ich mich immer, wenn es im Beruf wieder einmal sehr hektisch und anstrengend zuging. Ich sagte mir dann:

»Bald ist Sonntag, und mein Schattenbaum wartet auf mich.«
Das half immer.
Wenn ich gestorben wäre ... Wäre er wohl eingegangen?
Niemand weiß es. Es ist auch nicht interessant, denn ich lebe!

Die erste Nacht im großen Zimmer. Immer noch verkabelt. Immer noch auf der Intensivstation.

Ich beobachte, dass ein russischer Arzt, den ich schon kennen gelernt habe und der zum Chirurgenteam gehört, heute Nachtschicht hat. In echt russischer Weise beginnt er, sobald Nachtruhe auf der Station eingetreten ist, und die Nachtschwester noch einmal nach dem rechten gesehen hat, ein Telefongespräch privater Natur. Aus dem »alten« Leben weiß man, dass diese Gespräche sehr lange dauern. Und so ist es auch hier. Er spricht mit ruhiger, dunkler Stimme. Angenehm, ihm zuzuhören. Einschläfernd wie das Murmeln eines Baches. Schön. Zu meiner großen Freude lässt er die Tür einen Spalt breit offen, so dass ich dem Gespräch folgen kann. Ich verstehe sinngemäß fast alles. Im Wesentlichen kann ich folgen und amüsiere mich über den Disput. Es geht um Alltagskram, den man hier so vermisst. Um die kleinen Dinge des normalen Lebens »draußen«. Um Trivialitäten, die mich als Gesunden sicherlich schrecklich gelangweilt hätten. Hier aber haben die Dinge einen neuen Wert: Alltagskram heißt Gesundheit, nach der wir uns so sehr sehnen. Ich genieße es, zuzuhören, schmunzele freundlich und schlafe entspannt ein.

Nach der Visite am nächsten Morgen flüstere ich dem russischen Arzt in seiner Sprache zu:

»Für Irina, Ihre Tochter, die roten Schuhe, für Ihre Frau unbedingt weiße. Das ist gut. Und für Sie – Glück auf den Weg.«

Die Anwesenden gucken verdattert.

Der russische Arzt lächelt erfreut. Denkt nach. Versteht. Schaut mich an, nickt mir zu und dankt in seiner Muttersprache.

Er hat soeben ein Stück vertraute Heimat gefunden.

Der Stationsarzt hat mir erklärt, dass nun mit der Aufnahme der ersten Nahrung der Verdauungsprozess eingeleitet werden soll und dass alle gespannt sind, ob und wie die entzündeten Därme arbeiten werden. Er erklärt:

»Wie Sie wissen, mussten wir alle Därme und Organe herausnehmen und säubern.«

»Hoffentlich haben Sie auch alles wieder reingelegt,« sage ich mit Galgenhumor.

Alle lachen.

Auf meine Frage:

»Wie soll das gehen mit der Arbeit der Därme?«

»Das kriegen Sie schon mit. Wichtig ist, dass die Därme zu arbeiten beginnen, dass die Verdauung anspringt. Melden Sie sich, wenn es soweit ist.«

Unwillkürlich muss ich lächeln: Anspringen soll die Verdauung?! Motoren springen an. Ottomotoren. Dieselmotoren. Aber Därme? Eine zu eigenartige Vorstellung. Plötzlich habe ich Bilder im Kopf. Bilder aus dem Film »Das Boot«. Ich sehe ganz deutlich vor meinem geistigen Auge die Enge des U-Bootes, das gesunken ist, rieche die Angst der Mannschaft, die schlechte Luft und spüre die Hoffnung, dass das Anblasen klappt und die Diesel anspringen, so dass das Boot auftauchen kann. Davon hängt schließlich das Leben der Männer ab. Sie haben bis zum Umfallen schweißtriefend gearbeitet, haben alles gegeben, nun hängt ihr Weiterleben nur noch von Maschinen ab. In den Gesichtern ist große Angst und eine wilde Hoffnung, die Gier nach

Leben. Werden die Diesel anspringen? Werden die Seeleute leben dürfen? Sie dürfen – jedenfalls noch ein bisschen.

Oh, Gott! Und wie die Verdauung »anspringt«! Diese Peinlichkeit! Furchtbar, jetzt wieder so völlig ausgeliefert zu sein! Die intimsten Körperfunktionen werden öffentlich gemacht! Meine Därme beginnen zu arbeiten. Und wie! Explosionen! Explosionen! Und immer braucht man die Hilfe fremder Menschen. Wie peinlich! Wie scheußlich! Wie erniedrigend!

Wenn ich doch bloß ein wenig gehen könnte! Allein zur Toilette wäre eine große Erleichterung!

In dieser ersten Nacht kann ich schlecht schlafen. Ich denke nach. Ein Satz aus meiner Zeit als unbekümmert-fröhlicher Gesunder spukt mir im Kopf herum:

»Was hülfe es dem Menschen, wenn er die ganze Welt gewönne und nähme doch Schaden an seiner Seele.«

Ich habe dieses Bibelwort immer geliebt wegen seines herrlichen Konjunktivs – so wie ich unsere deutsche Muttersprache immer geliebt habe. Ihre nicht einfache grammatische Struktur, die Architektur des Schriftbildes, ihre ganz eigene kunstvolle Rechtschreibung, die sich in so vielen Jahrhunderten entwickelt und immer wieder auch verändert hat. Ich liebe unsere Sprache. Ich verehre die Männer und Frauen von Luther bis Grass, die sich verdient gemacht haben um unsere Muttersprache, denen es immer wichtig war zu vermitteln, dass unsere Sprache das Abbild unserer Kultur ist.

Über den Sinn des Bibelwortes denke ich erst jetzt in meiner hilflosen Lage nach.

Im »neuen« Leben bei der Jagd nach Erfolg und Geld als primäres Lebenselixier verkümmert oft die Seele.

Wie kann man leben ohne Seele?

Ein seelenloses Leben?

Ein sinnentleertes Leben?

Hat meine Seele Schaden genommen?

Bin ich mir immer treu geblieben?

War ich zu hochmütig in meiner robusten Gesundheit?

War mir der Beifall anderer zu wichtig?

Nur langsam nähert man sich möglichen Antworten. Viele Fragen ergeben sich – viele Antworten sind denkbar.

Mir fällt – schlaflos liegend – eine Ballade von Schiller ein: »Der Ring des Polykrates.« Ich kann die Ballade nicht mehr ganz auswendig, der Inhalt aber ist abrufbar. Auch die erste Strophe:

>*»Er stand auf seines Daches Zinnen,*
> *Er schaute mit vergnügten Sinnen*
> *Auf das beherrschte Samos hin.*
> *»Dies alles ist mir untertänig«,*
> *Begann er zu Ägyptens König,*
> *»Gestehe, dass ich glücklich bin.«*

Polykrates prahlt vor seinem Gast, dem König Ägyptens, dass er der Götter Gunst genießt und ihm alles gelingt. Ein Glückskind. Ein Liebling der Götter. Niemals schlug ihm etwas fehl. Alles, was er anpackt, gelingt. Alle Feinde sind geschlagen. Die Flotte kehrt wohlbehalten zurück. Nur Glück. Immer nur Glück. Nichts als Glück. Kein Wölkchen am tiefblauen Himmel. Dem Gast wird unheimlich zumute: Das kann nicht gut gehen! Er bekommt es mit der Angst zu tun und warnt:

>*»Drum, willst du dich vor Leid bewahren,*
> *So flehe zu den Unsichtbaren,*
> *Dass sie zum Glück den Schmerz verleihn.*
> *Noch keinen sah ich fröhlich enden,*
> *Auf den mit immer vollen Händen*
> *Die Götter ihre Gaben streun.«*

Der Gast rät dem Polykrates, sich vor dem Neid der Götter zu fürchten, und, um sie zu versöhnen und milde zu stimmen, das Unglück selbst herbeizurufen und etwas sehr Kostbares den Göttern zu opfern. Denn die Götter lieben es nicht, sterbliche Wesen zu erfolgreich und damit göttergleich zu sehen. Polykrates ergreift nun auch die Furcht. Er denkt lange nach, welche Opfergabe den Göttern genehm sein könnte und opfert dann den Erinnyen, den Rachegöttinnen, sein über alles geliebtes Kleinod, einen kostbaren Ring, und wirft ihn ins Meer. Nun, so hofft er, sind die Götter versöhnt. Aber die Götter wollen sein Opfer nicht. Sie nehmen das Opfer nicht an. Ein Fischer, der im Bauch eines soeben gefangenen Fisches den Ring findet, bringt ihn dem Besitzer zurück. Nun weiß Polykrates, dass die Götter sein Verderben geplant haben, und der Gast »wendet sich mit Grausen.« Er flieht vor dem Verderben, das dem anderen droht. Er verlässt ihn, den zu Glücklichen, dem die Götter sein Glück neiden. Polykrates ist verloren.

Er glaubte der Liebling der Götter zu sein. Aber ihm war ein anderes Schicksal beschieden. Wessen Schicksal den Neid der Götter erregt, der ist verloren. Lieblinge der Götter haben ein eigenwilliges, besonderes, manchmal bizarres Schicksal, wie Goethe nach dem frühen Tod seiner Schwester Cornelia, sie starb nach der Geburt ihrer zweiten Tochter im Alter von nur 26 Jahren, einem Freund schrieb:

>*Alles geben die Götter, die unendlichen,*
ihren Lieblingen ganz.
Alle Freuden, die unendlichen
Alle Schmerzen, die unendlichen – ganz!«

Ein Liebling der Götter muss alle Höhen und Tiefen menschlichen Lebens erfahren, Freude und Verzweiflung, Liebe und Hass, Freunde und Feinde – alle Daseinsformen menschlichen Lebens. Denn das menschliche Dasein beinhaltet Gegensätze, die erlebt und erfahren werden müssen. Nur, wer die Verzweiflung kennt, weiß die Freuden des Lebens wirklich zu achten und zu genießen. Nur wer ein ganz menschliches Schicksal hat, darf auf die Gunst der Götter hoffen.

Mir schaudert vor dem Schicksal des zu erfolgreichen und glücklichen Polykrates. Ich hoffe auf ein Schicksal wie das des Königs von Ägypten, der zu der Erkenntnis kommt: Dem Glück bezahlt 'ich meine Schuld.

Habe ich nun auch meine Schuld bezahlt?
Habe ich genug erlitten?
Nehmen die Götter meine Demut und späte Erkenntnis an?
Verbleibt mir noch Zeit, anders zu leben?
Wie darf ich weiterleben?

In diese hehren Gedanken mischt sich die Profanität des Alltags. Für mein Glück, am Leben zu sein, bezahle ich hier täglich. Im Moment mit meinem grimmen Bauch. Ich fürchte mich vor den Darmexplosionen und dass ich die nächtliche Ruhe stören muss. Ich halte alles auf, so lange es geht. Zweimal muss es dennoch sein. Aber die Schwester ist geduldig und freundlich. Ich bin ihr sehr dankbar dafür.

Ich denke: Du musst dir ein Ziel suchen!

Ein erreichbares Nahziel!

Du brauchst Hoffnung, etwas Greifbares!

Nicht so dahinleben!

Schluss mit der Grübelei!

Welches wäre das erreichbarste und nötigste Nahziel?

Das ist doch klar: Ich muss lernen, allein zu stehen und ein paar Schritte zu gehen!

Ja!

Morgen fange ich an!

Und dann schlafe ich endlich ein. Wieder bin ich in den Katakomben, gehe durch unterirdische Räume. Wieder ist da die Dunkelheit. Aber die Angst schaut mich nicht mehr mit so großen Augen an, sie ist nicht mehr so riesig. Ich gehe und gehe und hoffe, vielleicht einen Ausgang zu finden.

Dann ist der Morgen da.

Ich grüße die Linde, die sanft mit ihren Blättern zurückgrüßt.

Ich schlürfe meine Suppe.

Eine Schwester mittleren Alters begrüßt mich freundlich:

»Ich bin Schwester Christa und für Sie da. Wie wäre es mit einem Spaziergang zum Waschbecken?«

63

Ich erschrecke:

»Kann ich denn das?«

»Wir versuchen es.«

Sie löst meine Verkabelungen. Das dauert. Meine guten und klaren Nahzielvorstellungen aus der Nacht zerfließen. Und meine Angst wächst. Ich kann doch kaum sitzen. Stehen schon gar nicht. Und laufen? Eine Illusion. Schließlich habe ich schon Lehrgeld bezahlt!

Ich werde es nicht schaffen. Jämmerlich versagen werde ich.

Ich habe Angst.

Ich habe große Angst.

Schwester Christa hebt meine Beine vorsichtig aus dem Bett. Ich schäme mich für den hinten offenen unästhetischen Klinikkittel, den wir hier alle tragen müssen. Ich sehe bestimmt erbärmlich aus: krank und schlecht gekleidet. Das ist eigentlich eines zu viel!

Für Schwester Christa ist das ein gewohnter Anblick, mit dem sie umgehen kann. Sie fasst mich fest unter den Achseln an und hebt mich hoch. Da hänge ich nun, denn von stehen kann nicht die Rede sein. Meine Beine sind Pudding. Ich zittere. Kann mich nicht halten. Sinke zurück.

»Noch einmal!« sagt Schwester Christa.

Ich nehme alle Kraft zusammen.

Am liebsten würde ich in meiner Schwäche losheulen. Mir ist so elend.

Schließlich, zitternd, stehe ich.

»Auf zum Waschbecken!«

Gesegnet sei Schwester Christa. Sie macht mir so viel Mut.

Oh, Gott, das dort hinten in der Ecke ist das Waschbecken. Das ist ja so weit. Das schaffe ich nicht. Nein, das kann ich nicht:

»Ich kann das nicht. Das schaffe ich nicht!«

»Doch, Sie können!«

Schwester Christa lässt nicht locker.

Mit viel Geduld und auch Konsequenz schleppt sie mich ans Waschbecken:

»Nur Mut. Ein Schrittchen. Noch eines. Ganz langsam. Wir beide schaffen es!«

Endlich sind wir da. Vor dem Waschbecken steht ein Hocker. Ich falle wie ein nasser Sack auf den Hocker.

Sie legt mir zwei Waschlappen, Seife und Handtücher hin und zieht den Vorhang zu.

Da hocke ich nun. Mutterseelenallein. Mir ist zum Heulen zumute.

Wie soll ich das alles bloß schaffen?

Ich hebe den Kopf.

Zum ersten Mal seit meiner Erkrankung sehe ich mich im Spiegel.

Zuerst denke ich: Das bin ich gar nicht.

Dieses fremde Gesicht!

Dann erkenne ich mich und bin verwundert über das, was ich sehe. Aus dem Spiegel blickt mich ein völlig abgemagertes graues Gesicht mit großen in den Augenhöhlen liegenden Augen an. Und dann sehe ich, dass dieses abgemagerte Gesicht das Antlitz meiner Jugend ist. So sah ich vor vielen Jahren aus. Nur nicht so grau an Haut und Haaren. Aber die Magerkeit und die Architektur des Gesichts sind unverkennbar. Das also bin ich jetzt. Zum Heulen. Ich muss mindestens zehn Kilo abgenommen haben.

Alles ist dünn.

Nur Haut und Knochen.

Die Armbanduhr rutscht runter über das Handgelenk.

Dünn zu sein mag ja modern sein. Mein Ding ist das nicht. Ich habe in meiner Kindheit und Jugend so viel gehungert und war so dünn, dass es für ein ganzes Leben reicht. Nie wieder wollte ich Hunger leiden. Nie wieder weinend vor Hunger schlaflos im Bett liegen. Denn Hunger tut weh.

Mühsam beginne ich mich zu waschen. Den abgemagerten Körper.

Kalter Schweiß bricht aus allen Poren.

Ich stöhne leise, ganz leise vor Schwäche.

Es geht.

Ich schaffe es aber nicht, mich abzutrocknen. Keine Kraft mehr.

Schwester Christa ist eine von den besonderen Menschen, denen man Denkmäler errichten sollte. Eine Wohltat für die Kranken. Sie ist einfühlsam, stark und behutsam. Sie weiß, wie es mir hinter dem Vorhang ergeht. Und so kommt sie im richtigen Moment. Sie lobt mich, dass ich es versucht habe und trocknet mich ab. Sie entspricht mit Einfühlungsvermögen sogar meiner Bitte, den scheußlichen Klinikkittel umgekehrt – also mit der Öffnung vorn – anziehen zu dürfen, damit der Rücken bedeckt ist und ich meinen Panzerbauch besser dirigieren kann. Dann schleppt sie mich – immer noch gut gelaunt – zurück ins Bett.

Als sie mich verkabelt, nachdem ich aufseufzend endlich wieder liege, sagt sie:

»Ruhen Sie sich aus. Morgen geht es schon ein bisschen besser. Sie werden sehen.«

Welch ein Trost.

Nun geht es mir psychisch besser. Ich bin das erste Mal gelaufen und habe mich selbst gewaschen.

Mich kann an diesem Tag auch nicht mehr erschüttern, dass ich wieder zum Röntgen muss, da die Lunge im Volumen noch nicht richtig arbeitet. Aus diesem Grund betreut mich täglich eine Therapeutin, die mit einem Massagegerät die Lungentätigkeit aktiviert. Ich nehme alles geduldig hin und versuche, aktiv mitzuarbeiten.

Immer denke ich: Morgen geht es wieder ein bisschen besser. Und jeden Tag ein bisschen besser. Ich werde gesund!

Das sagen auch meine Schwester und mein Schwager mir immer wieder. Es gibt mir Kraft.

Sie sitzen oft an meinem Bett mit immer bemüht – fröhlichen Gesichtern. Jedes Gespräch, das meinen Genesungsprozess behindern könnte, vermeiden sie.

Meine Schwester sagt immer wieder, um es mir zu verdeutlichen:

»Du siehst jedes Mal ein bisschen besser aus.«

Aber ich sehe in ihren Augen den Satz, den sie in unserer Kindheit oft benutzt hat, wenn sie durchsetzen wollte, unbedingt bei mir bleiben zu dürfen und mitgenommen zu werden, auch wenn sie eigentlich noch zu klein war, den Satz, der immer half:

»Aber du kannst mich doch nicht allein lassen.«

Das bedeutete, du kannst mich doch nicht zurück lassen, einsam und traurig da lassen, verwaist sitzen lassen, einfach im Stich lassen.

Ich sehe diesen Satz in ihren Augen. Ganz deutlich und klar:

»Aber du kannst mich doch nicht allein lassen!«

Ich irre mich nicht, denn ich kenne sie so gut wie keinen anderen Menschen sonst auf der Welt, denn solange ich denken kann, war sie da und ich für sie verantwortlich. Wir haben einander immer vertraut und waren füreinander da. Deshalb drücke ich jetzt fest ihre Hand und sage:

»Ich bin ja da. Ich bin immer da. Es geht mir wirklich gut.«

Wir sehen einander lange an. Hand in Hand. Wir verstehen uns ohne Worte. Worte sind oft verwirrend, missverständlich. Augen sind es nie.

Mein Schwager räuspert sich:

»Ich habe gehört, dass du schon wieder heimlich arbeitest. Das ist doch unerhört! Leichtsinnig ist es. Unglaublich. Du bist krank.«

Ich sehe ihm an, dass die Sorge aus ihm spricht. Er sorgt sich, und wir mögen einander. Da er ein Mann mit Prinzipien und klaren Vorstellungen von dem, was geht und dem, was man lieber lässt, ist, glaubt er, dass das Arbeiten im Krankenbett für mich schädlich ist. Ich sehe ihn deshalb fest an und drücke nun auch seine Hand:

»Weißt du, ich musste mit meiner Kollegin sprechen. Wir haben alle anstehenden Probleme klären können. Sie hat eine rasche Auffassungsgabe und war wirklich gut vorbereitet, so dass wir zügig arbeiten konnten. Es hat mir so gut getan! Meine Festplatte im Gehirn funktioniert einfach wunderbar: alle Daten sind abrufbereit. Ist das nicht toll? Nun geht es mir auch mental wirklich gut, weil ich mir keine Sorgen mehr um mein Seminar machen muss. Diese Sorge hat mich bedrückt. Nun ist alles klar. Ich fühle mich gut. Bitte, versteh doch!«

Er knurrt etwas. Überzeugt ist er nicht. Es widerspricht seinen Prinzipien. Aber er toleriert es:

»Wenn man krank ist, muss die Arbeit warten.«
»Sie wartet ja, und ich freue mich schon jetzt darauf!«
»Du bist unverbesserlich.«
»Ja. Aber ich werde gesund.«

Wieder ein Sonntag.

Ich liege nun ganz allein in dem großen Zimmer. Im Moment ist wenig los. Gott sei Dank

Dienst hat heute der Pfleger Jens. Ein junger, großer, kräftiger Mann Mitte Zwanzig.

»Was gibt es Neues in der Welt?« frage ich ihn.

»Nichts. Alles ist wie immer. Es bleibt heiß.«

Ein typisches Missverständnis. Ich frage nach kulturellen oder politischen Ereignissen – und er liefert den Wetterbericht.

Innerlich muss ich grinsen, aber ich frage nichts mehr.

Ich bitte Jens, mir eine Zeitung zu holen. Ich halte es einfach nicht mehr aus, so völlig abgeschnitten vom Weltgeschehen dahinzuleben.

Jens sagt:

»Was für eine Zeitung soll es denn sein?«

»Am besten eine Tageszeitung, es kann aber sogar eine mit bunten Bildern sein. Egal.«

Jens bringt mir die »Frankfurter Allgemeine«, die bekanntermaßen sehr umfangreich ist. Ich denke: Alles kann ich weder halten noch lesen. Sei bescheiden und nimm nur die Titelseite. Erwartungsfroh hebe ich die Zeitungsseite vor meine Augen – ich kann die großen Balkenüberschriften lesen.

Sonst nichts.

Alles andere ist Fliegenkacke.

Fliegendreck.

Schwarze Flecke.

Schwarze Punkte.

Nur Fliegendreck.

Unlesbar.

Ich bin im tiefsten erschüttert. Mein Herz rast. Ich bin sehr erregt und so sehr enttäuscht.

Kann ich etwa nicht mehr lesen?

Ich kann nichts mehr lesen!

Mein Gott, wie soll ich ohne Lesen leben?

Ich habe nie eine Brille gebraucht. Konnte selbst das klein Gedruckte mühelos lesen. Was ist nur mit mir los?

Warum kann ich nicht mehr lesen?

Verzweifelt lasse ich die Zeitung sinken.

Mir ist zum Heulen zumute.

Jens hat mich beobachtet und ist auf einmal da, er sagt leise:

»Es ist noch zu früh. Sie können das noch nicht. In einer Woche geht es bestimmt wieder.«

»Wirklich?«

»Ja. Wir haben da unsere Erfahrungen. Glauben Sie mir!«

»Wenn Sie wüssten, was Lesen für mich bedeutet!« sage ich mehr zu mir.

Um mich abzulenken und die Gedanken zu ordnen, frage ich ihn:

»Lesen Sie viel?«

»Eigentlich nie. Ich bin Sportler.«

»Sie wissen nicht, was Ihnen entgeht! Kommen Sie, setzen Sie sich her! Heute ist doch nichts los hier.«

Endlich wieder eine Aufgabe! Ich kann es nicht lassen zu bilden und zu erziehen. Wenn ich noch nicht wieder lesen kann ... denken und reden kann ich wieder! Und so bekommt auch Jens seine Lektion:

»Wenn Sie lesen, eröffnen sich neue Welten. Wenn Sie fernsehen, öffnen Sie nur eine Konserve. Alles ist vorgedacht. Andere haben ihre Sichtweise, ihre Meinung abgegeben. Sie konsumieren nur, was andere vorgedacht haben. Wenn Sie aber lesen, müssen Sie alles selber erschaffen. Den Inhalt erschließen, sich ein Bild machen von Personen und Ereignissen. Alles ist Ihr geistiges Eigentum und bei jedem Menschen anders. Wollen wir ein Beispiel machen?«

Ich sehe ihm deutlich an, dass er genau das nicht will. Er traut sich aber nicht, einfach abzulehnen. Und so fahre ich fort:

69

»Kennen Sie eine der ältesten Liebesgeschichten der Welt, die von Orpheus und Eurydike?«

Er kennt sie wie erwartet nicht.

»Ich werde Sie Ihnen erzählen.«

An seiner Körpersprache sehe ich, dass er mir mit sehr gemischten Gefühlen zuhört. Ich will, dass er diese Geschichte annimmt. Also gebe ich mir ganz große Mühe, sie so anschaulich und emotional wie nur irgend möglich zu erzählen. Allmählich sehe ich, dass es ihn interessiert. Das freut mich sehr, habe ich es doch nicht verlernt, gut zu erzählen.

»Was wäre denn geworden, wenn er sich nicht umgedreht hätte?« fragt Jens.

»Was meinen Sie denn?«

»Zumindest wäre es für alle schwierig geworden. Eine, die aus dem Totenreich zurückkehrt, hätte doch Probleme gemacht. Und der Tod als endgültig wäre in Frage gestellt. Und das Geheimnis des Totenreiches wäre keines mehr. Puh, so viele Fragen.«

»Ich gratuliere!« sage ich. »Ein denkender Mensch, welch ein Erlebnis für mich!«

Und dann frage ich ihn:

»Wie stellen Sie sich Orpheus vor?«

»Na, groß, schlank, jung – und so.«

»Sieht er jemandem ähnlich, den Sie kennen?«

»Ja, eigentlich schon. Charlie, aus der Clique meines Bruders.«

»Sehen Sie, Jens, das ist Ihr Orpheus. Und nur Ihr eigener. Alle anderen haben andere Vorstellungen, eine andere Sichtweise. Seien Sie stolz auf Ihr erstes Literaturbild. Und fangen Sie an zu lesen! Es gibt nichts Besseres!«

Er nickt. Denkt nach. Der erste Schritt.

Jens ist ein kluger Kerl. Ein junger Mann, der sich einen schweren Beruf gewählt hat, der mit beiden Beinen im Leben steht, Verantwortung zu tragen weiß, der auch sicherlich ein guter Kerl ist, dem es aber vielleicht bisher an Anregungen gefehlt hat, mal etwas weiter zu blicken und »über den Tellerrand zu schauen«.

Natürlich wird er kein Bücherwurm.

Ich mache mir da keine Illusionen.

Vielleicht aber liest er doch mal etwas und findet Gefallen daran. Vielleicht schenke ich ihm zum Abschied, wenn ich das Krankenhaus verlassen darf, ein Abenteuerbuch oder einen Kriminalroman von Henning Mankell. Viele meiner jungen Leute im Seminar lesen Kriminalromane von Mankell. Vielleicht. Mal überlegen, was gut für ihn wäre.

Ich gebe die Hoffnung nicht auf. Der Reichtum unseres Landes war immer die geistige Potenz seiner Bewohner. Ich will einfach nicht glauben, dass es heute weniger kluge junge Leute gibt!

3. KAPITEL

Ich werde gesund

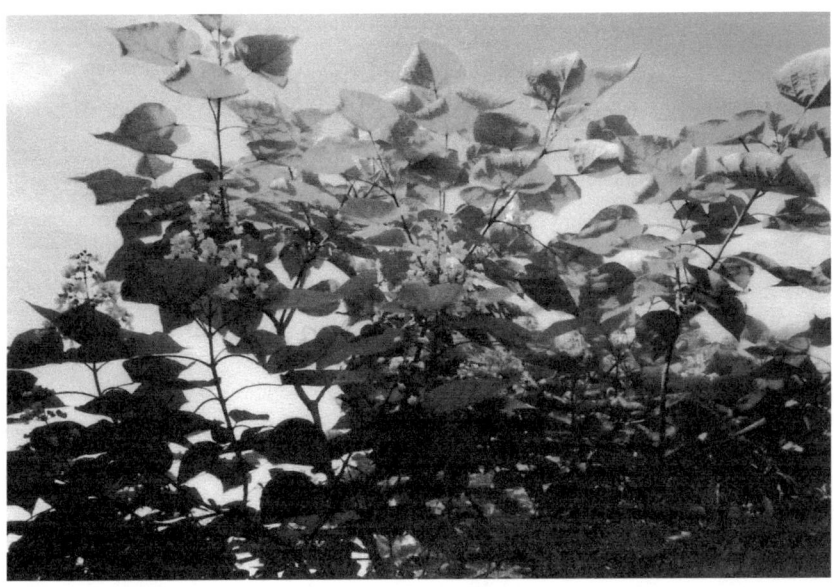

Wenige Tage später habe ich noch ein freudiges Erlebnis.

Ich denke, auf Anraten von Schwester Christa und Jens, entschließt sich der Oberarzt, der heute Dienst hat, mich von der Intensivstation auf die normale chirurgische Station zu verlegen.

Ich bin glücklich.

Ich sage meiner Linde adieu, bedanke mich bei allen für ihre Geduld und intensive Pflege – und werde »auf Station« gerollt.

Das Zimmer ist groß, hell, hat zwei ganz große Fenster – und ein Bad mit Toilette. Welch eine Verbesserung!

Fernseher gibt es auch und Telefone. Eine Verbindung zur Außenwelt.

Mein Bett steht wieder am Fenster. Und vor den großen Fenstern sehe ich die Kronen von zwei Linden und einer Eiche. Welch eine Freude, ich brauche auf das Rauschen der Bäume auch hier nicht zu verzichten. Ich grüße die Bäume – und sie nicken mir einen Gruß zurück. Ich bin glücklich und froh.

Außer mir liegen noch zwei Frauen im Zimmer, die mich neugierig beäugen. Ich halte mich sehr zurück, schließlich bin ich der Neuzugang und muss erst einmal sehen, wie hier alles so läuft. Überall gibt es Spielregeln, ungeschriebene Gesetze. Ich muss erst herausfinden, was hier üblich ist.

Dann gibt es Abendessen. Die Frauen wählen deutlich animiert sorgfältig aus, was sie zu essen wünschen. Das Essen ist appetitlich und reichhaltig.

Ich bekomme von diesem Segen nichts ab. Meine Bauchspeicheldrüse ist entzündet, die Werte sehr schlecht. Deshalb Diät, in diesem Fall wieder grauer Haferschleim wie auf der Intensivstation.

Die Frauen bedauern mich.

Das tut mir gut. Es zeigt Anteilnahme. Und die hat man so nötig.

Ich leide, denn ich esse für mein Leben gern: wenig, aber gut.

Aber ich sage natürlich nichts, sondern esse den widerlichen Brei.

Die Stationsschwester kommt hereingerauscht und beguckt mich, stellt einige Fragen, die noch in den Anamnesebogen müssen und beguckt meine Verkabelungen. Dann fragt sie streng:

»Wir wollen sehen, was vielleicht ab kann. Können Sie allein zur Toilette?«

Im Brustton der Überzeugung sage ich:

»Ja, das kann ich.«

»Dann gebe ich Ihnen ein Gerät, mit dem Sie laufen können. Aber, Vorsicht! Fallen Sie ja nicht hin, mit Ihrem Bauch!«

Meine Infusionsflaschen werden an ein Gerät gehängt, das Rollen hat. Die Urinflasche bleibt noch und muss auch an das Gerät gehängt getragen werden, wenn man aufsteht.

Ich weiß noch nicht, wie ich das schaffe: allein zur Toilette, allein ins Bad.

Ein Abenteuer!

Kurz vor dem Schlafen wage ich es. Zur Nacht will ich mich selbst waschen. Ich versuche aufzustehen und merke, dass das Bett sehr hoch ist. Es dauert lange, bis die Füße auf der Erde stehen. Die Frauen reden mir gut zu, ermuntern mich, es zu versuchen. Endlich habe ich es geschafft. Ich stehe. Mit der einen Hand halte ich mich an dem Gerät mit dem Tropf fest, mit der anderen Hand umklammere ich alles, was griffbereit ist. So wanke ich von Halt zu Halt, vom Bett zum Nachttisch, zum anderen Bett, zum Türpfosten, zur Türklinke. Als ich endlich im Bad bin, bin ich schweißgebadet und so erschöpft, dass ich zwar auf die Toilette komme, aber nicht mehr hoch. Da sitze ich nun verzweifelt.

Meine Beine zittern vor Schwäche. Ich kann nicht aufstehen.

Wer hilft mir hoch?

Soll ich rufen? Um Hilfe bitten?

Nein! Es muss allein gehen!

Ich hadere mit mir selbst: Da bist Du nun in dieser hilflosen Lage. Hast es ja selbst gewollt. Ging Dir wieder mal nicht schnell genug. Nie kannst Du geduldig abwarten. Wann lernst Du es, ein wenig Geduld mit Dir selbst zu haben?! Bist doch lange ein erwachsener Mensch!

Egal jetzt, nimm Deine Kräfte zusammen, Du musst es allein schaffen.

Aber wie?

Ich sehe mich ratsuchend um. Neben der Toilette erblicke ich ein Waschbecken und einen Handtuchhalter. So müsste es gehen! Mühsam ziehe ich mich hoch. Schweißnass. Stehe zitternd und wankend da, brauche geraume Zeit, um mich ein wenig zu waschen und die Zähne, auf den Waschbeckenrand gestützt, zu putzen. Und noch länger, ehe ich den ersten Schritt zurück wagen kann. Aber es geht.

Ganz langsam, an das fahrbare Gerät geklammert, im Schneckentempo, hangele ich mich zurück in mein Bett.

Die Frauen loben mich, dass ich mit meinem Tropf einfach so losgezogen bin. Das tut mir gut. Ich beschließe, die Frauen furchtbar nett zu finden.

Beide Frauen sind freundlich und – Gott sei Dank – nicht zu redselig.

Die eine, eine alte Dame, ich nenne sie Öhmke, weil sie wie eine gute alte Großmutter aus Grimms Märchen aussieht, hat eine Wunde am Ellenbogen, nach einem Sturz. Sie fühlt sich im Krankenhaus ausgesprochen wohl, weil sie rund um die Uhr versorgt wird und alle nett zu ihr sind. Sie weiß das zu schätzen, denn sie ist ganz gehorsam und macht keinerlei Probleme. Ich beobachte voller Interesse und Zuneigung, wie sie es fertig bringt, in ihrer gewiss nicht beneidenswerten Lage, dem Leben alles Schöne abzugewinnen. Ich sehe, wie sie mit großer Sorgfalt ihr Abendessen zusammenstellt. Da wird nichts dem Zufall überlassen! Sie betrachtet die Auswahlmöglichkeiten, überlegt und wählt dann höflich und bestimmt aus. Auf ihrem Bett sitzend, die Füße auf einem Hocker, isst sie hingebungsvoll und genussreich ihr Abendessen. Ich bewundere die alte Dame, die schon über achtzig Jahre zählt und deren Lebenskraft ungebrochen ist. Als sie in ihrem geblümten Kimono ins Bad geht, um sich zur Nacht zurecht zu machen, bemüht sie sich um den aufrechten Gang. Dann telefoniert sie noch dreimal, nicht, ohne vorher zu fragen, ob es genehm sei und niemanden störe. Ich höre, dass es ihr im ersten Gespräch um ihre Katze geht. Die Nachbarin versorgt sie. Und nun ist Öhmke in Sorge, ob es der Katze Murkel auch gut geht, denn sie hat nur noch die Katze. Der Mann ist längst verstorben, der Sohn bei einem Autounfall tödlich verunglückt. Enkel hat sie keine. Sie hat nur die Katze Murkel, der es aber, was Öhmke deutlich erleichtert, richtig gut geht. Sie lächelt ihr verschmitztes und zufriedenes Greisinnenlächeln – und ruft noch zwei Freunde an, denn sie hat große Pläne. Reise – und Kaffeeklatschpläne. Öhmke ist nie untätig. Nach den Telefongesprächen hockt sie sich wieder auf ihr Bett, die Knie angewinkelt und beginnt zu lesen.

Sie liest Romane, von denen sie behauptet, sie seien leichte Kost und ruinierten nicht die Augen. Lange und interessiert liest sie. Sie scheint nicht so schnell zu ermüden. Und unterzukriegen ist sie gar nicht. Sie meistert ihr Leben und ihr Schicksal. Ich bewundere sie.

Die andere, eine Frau um die Fünfzig, hat ein offenes Bein und hadert mit dem Schicksal. Lange und klagend, froh, es jemandem erzählen zu können, der es noch nicht weiß, stellt sie mir ihre Krankheit und ihre Familie dar. Ihre ganze Familie, bestehend aus besorgtem Mann, zwei Töchtern nebst Ehemännern und einem recht lebendigen Fünfjährigen, besucht sie jeden Abend. Auch sie fragt, angeregt durch Öhmkes Höflichkeit, ob uns das störe. Wir verneinen im Brustton der Überzeugung, denn wir wissen, wie wichtig für diese Frau S. der tägliche Familienbesuch ist. Ich nehme das als willkommene Abwechslung und höre den im Alltagsleben »draußen« langweiligen, hier aber kurzweiligen Gesprächen einfach zu. Wie einfach und klar doch das Leben sein kann. Die Banalität des Alltags ist hier erfrischend. Nach dem Familienbesuch ist Frau S. ruhiger. Sie wertet, indem sie vor sich hin spricht, das soeben Gehörte aus. Dann fragt sie uns:

»Was denken Sie, soll der Schwiegersohn nach Köln gehen als Koch?«

»Das muss er schon selbst entscheiden. Wenn er die Familie mitnimmt ...«

»Aber das ist ja so weit! Wann sehe ich sie dann?«

Die Sorge der Frau S. ist verständlich aus ihrer Sicht. Sie kann sich ein Leben ohne ihre Familie nicht vorstellen. Was kann man da sagen? Öhmke sagt mit ihrer leisen Stimme:

»Am besten wartet man erst einmal ab. Das will gut überlegt sein.«

Frau S. gibt sich damit zufrieden. Alles, was nicht sofort entschieden werden muss, sagt ihr zu.

Die erste Nacht ist traumlos. Ich schlafe tief. Keine Katakomben mehr.

Aber eine Vision, so echt, dass ich an keinen Traum, sondern an Transzendenz glauben mag. Ich begegne der Nike von Samothrake.

Gleich nach der Wende, 1990, fuhren wir nach Paris. Ich wusste, dass die Nike von Samothrake im Louvre zu finden ist, deshalb setzte ich trotz Zeitnot alles in Bewegung, um ihr zu begegnen. Nie werde ich die tiefe Erschütterung vergessen, die mich bei ihrem Anblick ergriff. Nike, die antike Siegesgöttin, hoch aufgerichtet, mit ausgebreiteten Flügeln, als wollte sie jeden Moment sich in die Lüfte erheben, schreitet auf den Besucher zu. Ich hatte das Gefühl, dass die marmorne Gestalt die Treppe heruntergehen kann. Und ich kam ihr auf der langen Treppe entgegen. Mir war, als müsste ich sie spüren, ihren marmornen Körper, die Eleganz ihres Schreitens, das lange, durchsichtige Gewand, das ihren Körper so anmutig umgab, die ganze Faszination ihrer Erscheinung in mich aufnehmen. Mir kamen die Tränen der Ergriffenheit vor so viel Schönheit. Dass die Nike keinen Kopf mehr hat, stört nicht, man »sieht« ihn einfach dazu.

In jener Nacht schritt die Nike mit Kopf auf mich zu. Sie lächelte und senkte ihre Flügel zum Gruß.

Ich betrachtete die Siegesgöttin voller Interesse. So nahe war ich ihr noch nie gewesen.

Ich genoss die Sehnsucht nach ihrer göttlichen Nähe und verneigte mich, dicht vor ihr stehend, und grüßte sie mit dem antiken Gruß:

»Sei mir gegrüßt, oh holde Göttin des Sieges, die du nur frohe Botschaften zu überbringen weißt. Ich bin tief beglückt, dir zu begegnen.«

Die Nike gab den Gruß zurück.

»Auch ich grüße dich, Sterbliche, und gebe dir von meinem Glanz des Sieges. Auch du hast einen Sieg errungen. Verschenke ihn nicht und nutze die Zeit!«

Damit breitete sie ihre Schwingen aus und flog in die Unendlichkeit davon.

Als ich erwachte, sagte ich vor mich hin: Nutze die Zeit, verschenke nicht den Sieg. Der Tod ist nicht mehr im Raum. Das Leben hat dich wieder.

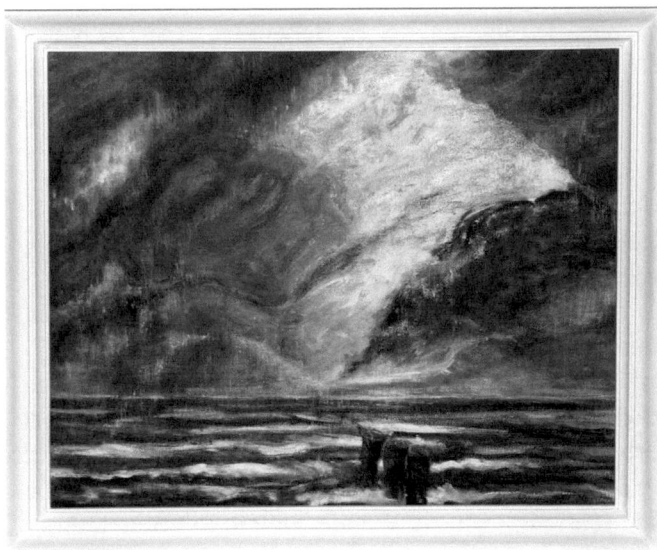

Am nächsten Morgen bei der Visite fragt der Stationsarzt:

»Wie fühlen Sie sich?«

»Gut.«

»Ihre Wunde sieht auch gut aus. Können wir den Katheter und den Tropf entfernen?«

Die Stationsschwester nickt.

»Gut, dann machen wir das. Duschen kann sie auch.«

Ich bin glücklich. Die Infusionsnadeln aus dem Arm, den Blasenkatheter entfernt. Nicht mehr verkabelt! Endlich frei! Die Arme frei. Ich kann mich bewegen. Und ich kann gehen! Einfach losgehen.

Nike, ich bin frei!

Und duschen, endlich duschen darf ich auch!

Eigentlich möchte ich es sofort.

Die Schwestern sind aber wie immer in Eile. Es passt ihnen nicht, dass sie nun zusätzliche Arbeit erhalten. Da ich es weiß und verstehen kann, sage ich:

»Ich kann allein hingehen und allein duschen.«

79

Skeptisch sehen sie mich an, haben Bedenken, denn sie haben die Verantwortung und wollen nicht, dass etwas passiert.

»Lassen Sie es gut sein. Heute führen wir Sie. Morgen geht es vielleicht allein.«

Sie setzen mich in der Duschkabine auf einen Hocker, denn lange stehen kann ich noch nicht.

»Wird es gehen?«

»Ja, ich denke schon.«

»Gut, dann duschen Sie. Duschgel und Handtücher liegen da. Ich hole Sie dann ab. Wenn Ihnen schlecht wird, rufen Sie!«

Mir wird nicht schlecht. Der Kreislauf ist stabil. Und so spüre ich, auf dem Hocker kauernd, wie das warme Wasser über meinen Körper rinnt. Wunderbar. Erholsam. Balsam auch für die Seele. Streicheleinheiten für Körper und Seele. Ich schließe die Augen und genieße das warme Wasser. Ich soll auch die Wunde spülen. Sie blutet. Aber das muss wohl so sein. Ich sorge mich nicht. Es tut mir so gut. Das warme Wasser, das Gefühl von Sauberkeit und Frische. Wunderbar. Am besten bei der Hitze ist der kalte Guss zum Schluss. Beginnend mit dem rechten Fuß, das rechte Bein, den linken Fuß, das linke Bein, dann den ganzen Körper. Intensiv und kalt abspülen. Ich fühle mich erfrischt und wieder ein bisschen gesünder. Es geht voran!

Nike, ich nutze die Zeit!

Nach dem Duschen sitze ich ergeben auf dem Hocker, nachdem ich versucht habe, mich abzutrocknen. Das gelang nur partiell. Die Füße abzutrocknen ist bei dem kaputten Bauch leider unmöglich. Ich kann mich nicht bücken. Aber damit lebe ich. Was nicht abgetrocknet werden konnte, wird bei der Hitze auch so trocknen.

Als mich die Schwester endlich abholt, bin ich glücklich und zufrieden.

Erst hier im Krankenhaus – auf der untersten Stufe meines Daseins stehend – begreife ich, wie wenig dazu gehört, einen glücklichen Augenblick zu erleben. Und dass zum Glück auch Bescheidenheit gehört und die Bereitschaft, sein Schicksal anzunehmen, zufriedener zu sein.

Mit Glück kann man gar nicht weit genug unten anfangen.

Ich will es versuchen.

Seit ich mich frei bewegen kann, versuche ich, auch im Liegen neue Freiheiten zu erproben. Bisher konnte ich nur auf dem Rücken liegen. Die Seitenlage war wegen der Verkabelungen nicht möglich. Oft taten Rücken und Hinterteil vom vielen Liegen weh. Die Schwestern rieben den Rücken gut ein, damit man sich nicht wund liegt. Das geschah zum Glück nicht. Aber nun will ich unbedingt probieren, auf beiden Seiten abwechselnd zu liegen. Zuerst nach rechts. Ganz vorsichtig mit angewinkeltem Bein und festgehaltenem dick verpacktem Bauch drehen. Das ist einfacher gesagt als getan! Erst beim dritten Versuch gelingt es. Oh, tut das gut! So bleibe ich eine ganze Weile liegen. Und dann versuche ich es nach links. Schön. Und wieder ein Stück Freiheit erobert. Es geht immer aufwärts!

Beim Verbinden, das schmerzhaft wie immer ist, bitte ich darum, zu prüfen, ob das Bluten unter der Dusche auch gut war. Das wird bestätigt, und ich werde ermuntert, es weiterhin zu tun.

Hurra! Die tägliche Dusche ist damit gesichert. Welch ein Glück!

Ich werde am Leben bleiben.

Ich werde wieder ganz gesund.

Und ich will mich bemühen, mein Leben neu zu ordnen und grundsätzlich zufrieden zu bleiben, wie Friedrich Rückert sagt:

»Zufriedenheit ist eine Kunst.
Zufrieden scheinen, bloßer Dunst.
Zufrieden werden, großes Glück.
Zufrieden bleiben, Meisterstück.«

Und mit Glück kann man nicht weit genug unten anfangen.

Nike, ich nutze die Zeit und verschenke den Sieg nicht. Ich lerne. Ich lerne jeden Tag dazu.

Nachmittags kommt mein Mann. Er ist ganz aufgeregt, denn nun, da ich normal Besuch empfangen kann, wollen alle auf einmal kommen. Ich bin tief bewegt, als ich es höre. So viele wollen sehen, wie es mir geht und Anteil nehmen. Das ist wunderschön. Ich freue mich sehr.

Mein Mann sagt:

»Das muss ich koordinieren. Ich dachte, nicht mehr als drei am Tag zuzulassen.«

Über das Wort »zuzulassen« muss ich herzlich lachen. Es klingt so nach Audienz. Aber er hat natürlich recht. Mehr als drei Besucher pro Tag kann ich nicht verkraften. Er hat gleich meine vertraute Kollegin zugelassen, mitgebracht, die einen riesigen Rosenstrauß trägt und immer noch Mühe hat, ihr Erschrecken über meinen jammervollen Zustand zu verbergen. Obwohl sie mich auch schon auf der Intensivstation besuchen durfte und wir intensiv die wichtigsten Probleme in der Seminararbeit klären konnten, ist es dennoch nötig, ständig Kontakt zueinander zu haben. Aber sie ist wie immer sehr gut vorbereitet, und das Arbeiten macht uns beiden große Freude, weil wir einander ohne viel Aufhebens verstehen. Sie heitert mich nach getaner Arbeit mit vielen lustigen Episoden aus unserem Alltagsleben auf. Beim Abschied vermag sie es sogar, meine Sorgen um mein Seminar endgültig zu zerstreuen, indem sie sagt:

»Wenn wir unsere jungen Leute gut erzogen haben, müssen sie auch allein zurecht kommen. Ich habe ihnen gesagt, dass es das Beste ist, was sie zu Ihrer Genesung beitragen können. Und dann bin ich ja auch noch da.«

Ich weiß, dass die Kollegin tüchtig ist, habe aber Sorge, dass es einfach zu viel für nur einen sein könnte. Aber sie beruhigt mich und hat gleich noch ein paar Fragen. Das tut mir gut, wieder mitten im Geschehen zu sein. Entscheidungen treffen zu können.

Nutze den Tag!

Ich genieße den Sieg des Lebens.

Es ist wunderbar, Nike, wieder da zu sein.

Kurz vor dem Mittagessen betritt eine sehr geschäftig aussehende Frau mittleren Alters, modisch gekleidet, mit Aktendeckel unser Zimmer. Sie stellt sich an das Fußende meines Bettes und fragt nach meinem Namen. Als ich ihn nenne, nickt sie und sagt:

»Wir müssen uns bei Ihnen entschuldigen. Da ist ein Versehen passiert. Sie sind ja Privatpatient. Selbstverständlich werde ich die Verlegung in ein Zweibettzimmer oder Einbett veranlassen.«

Öhmke und Frau S. sehen mich entgeistert an und warten.

Ich sage:

»Das ist sehr aufmerksam von Ihnen. Besten Dank. Aber ich bleibe, wo ich bin, denn ich habe hier sehr nette Gesellschaft gefunden.«

Beide Frauen nicken ernst.

Ich denke: Was ich habe, kenne ich. Es hat sich bewährt. Die beiden Frauen sind gut für mich, leichte Genesungskost. Ihre Gegenwart und die Alltagsgeschichten lenken die Gedanken in ruhige Bahnen. Wer weiß, welche mögliche Zicke im 2-Bett-Zimmer liegt. Oder – wer weiß, wie ich im 1-Bett-Zimmer nur mit mir allein und ständig grübelnd genesen werde. Nein. Ich bleibe, wo ich bin!

Die Aktendeckeldame sieht mich missbilligend an:

»Das sollten Sie sich aber noch einmal überlegen. Wer verzichtet schon auf Komfort, wenn er ihn haben kann. Das Essen ist auch besser.«

»Ich habe alles überlegt. Ich bleibe hier. Außerdem kann ich nur Haferschleim essen. Und ich kann mir nicht vorstellen, dass der für Privatpatienten besser schmeckt.«

Den Frauen gefällt meine Antwort, der Aktendeckeldame nicht.

»Dass Sie sich dann aber nicht beschweren, wir hätten Sie nicht ordentlich versorgt.«

Sagt sie und rauscht davon.

Tief beleidigt, bei so viel Unverständnis für ihre guten Absichten.

Nach dem Mittagessen sehe ich mir das Buch an, das meine liebenswerte Kollegin für mich ausgesucht hat, denn lesen kann ich inzwischen wieder, wie der Pfleger Jens gesagt hat. Auch ohne Brille. Aber ich kann mich noch nicht lange konzentrieren. Und deshalb bin ich froh, dass das Buch, das ich erhalten habe, nicht so umfangreich ist.

Es ist ein Buch über den Einfluss des Denkens und der Seele auf den Heilungsprozess. Aber ich kann es auf einmal doch nicht gleich lesen, denn ich fühle mich plötzlich matt. Wieder bleiben nur die Gedanken. Denn der Kopf tut weh.

Ich liege auf dem Rücken, meistens nur auf dem Rücken, denn ich kann mich mit meinem Panzerbauch nur schwer auf die Seite drehen. Lästig ist mir bei der Hitze besonders das fest am Arm sitzende Blutdruckmessgerät, das sich regelmäßig automatisch aufbläht und den Wert ermittelt, der von den Schwestern sorgfältig abgelesen und in ein Formblatt eingetragen wird. Auch jetzt ist mir dieses Gerät lästig. Am liebsten würde ich es wegwerfen. Es drückt. Und die Haut darunter juckt.

Höre auf zu jammern! Ich rufe mich zur Ordnung. Du kannst ja zu deinem Baum gucken! Das will ich tun. Ach, Bruder Baum, wie gut, dass du da bist, dass ich dich sehen und mit dir sprechen kann! Du bist für mich ein Lebenselixier.

Und jetzt will ich nur noch positiv denken. Das hilft, die innere Harmonie wiederzufinden, ohne die Heilung sehr schwer möglich sein wird. Wenn ich positiv denke, helfe ich mir selbst. Ich aktiviere meine Selbstheilungskräfte: Das Leben ist immer lebenswert! Ich werde gesund. Es geht mir gut. Es geht mir gut. Es geht mir gut.

Ich bin fest entschlossen: Jetzt werde ich alle meine Kräfte mobilisieren!

Ich fühle, dass diese positiven Gedanken mir ausgesprochen gut tun und mich stärken. Ich will sie für meine Genesung nutzen und versuche das anzuwenden, was meine Kollegin mir riet. Also entspanne ich mich bewusst, auf dem Rücken liegend, und formuliere einige der Gedanken noch einmal im Geiste. Ich lege beide Hände auf meinen kaputten Bauch, forme sie zu einer Kuppel und beginne mit dem Bauch als einem eigenständigen Wesen zu reden. Ich gebe ihm Kosenamen, streichle ihn intensiv und rede immer weiter. Nach geraumer Zeit spüre ich wohlige Wärme und Leichtigkeit. Sie durchdringt mich ganz und gar. Und es geht mir gut. Ich schlafe ein. Ich schlafe so gut, wie lange nicht.

Als ich unsanft geweckt werde von der Krankenschwester, die Fieber messen will und Körperfunktionen (in der Mittagsruhe!) abfragt, regt mich das diesmal gar nicht auf. Ich bin so beschäftigt damit, die positive Energie in mir zu verstärken, dass ich Störungen dieses Energieflusses einfach nicht zulasse.

Positiv denken!

An sich selbst und die eigenen Heilkräfte glauben!

Dankbar sein für alles!

Mit Glück kann man nicht weit genug unten anfangen.

Es ist ein großes Glück zu leben und gesund zu werden.

Nike, ich siege.

»Auf Ihrem Nachttisch sieht es ja vielleicht aus ...«, sagt Frau S.

Ich sehe kritisch hin und muss feststellen, dass sie recht hat. Aus ihrer Sicht sieht alles unaufgeräumt aus – aus meiner Sicht herrscht m e i n e Ordnung: 3 Stapel.

Ich muss unwillkürlich lächeln. Die mir eigene Ordnung, die von anderen oft als Unordnung empfunden wird, habe ich auch hier automatisch übernommen.

Im Dienst war es so, dass bei der Fülle der zu bewältigenden Aufgaben der Arbeitstag mehr als 30 Stunden hätte haben müssen. Hatte er aber nicht. Die logische Konsequenz war: Prioritäten setzen! Und so kam ich auf die Idee der drei Stapel:

Erster Stapel: Dinge, die sofort, unbedingt und sehr sorgfältig und zügig erledigt werden müssen. Wirklich wichtige Sachen.

Zweiter Stapel: Mittelfristige Dinge, die man im Auge behalten muss. Man behält sie aber nur im Auge, wenn man sie – visueller Typ, der ich bin – auch ständig sieht. Deshalb bleibt der zweite Stapel deutlich sichtbar liegen.

Dritter Stapel: Dinge, die Zeit haben, sich vielleicht von selbst erledigt. Aber, da unerledigt, müssen auch sie sichtbar liegen bleiben und kontrolliert werden.

Mit diesem System bin ich in all den Jahren immer gut gefahren. Es hat sich bewährt, da es logisch und handhabbar ist. Es bewährt sich auch hier.

Und so sage ich zu Frau S.:

»Vielen Dank für den Hinweis. Es hat alles seine Ordnung. Es ist meine Ordnung. Wenn ich sie ändere, entsteht ein Chaos. Und das wollen Sie doch nicht?«

»Nein. Nein. Wenn das so ist ...«

Die Tür öffnet sich leicht. Schwester und Schwager sind wieder einmal wie sooft zu Besuch. Meine Schwester versorgt mich umsichtig mit frischer Wäsche, denn seit ich »auf Station« bin, darf ich eigene Nachtwäsche tragen und nicht mehr die hässliche Krankenhauskleidung. In frischer Wäsche, die leicht und chic ist, fühlt man sich gleich gut. Man sieht einem normalen Menschen wieder etwas ähnlicher.

Beide Besucher erheitern mich durch fröhliche Alltagsgeschichten. Wir sind einander sehr zugetan und miteinander vertraut. Wir verstehen uns ohne viele Worte. Es tut mir so gut, sie zu sehen, mit ihnen zu sprechen. Sie finden, trotz der Hitze, unter der meine Schwester sehr leidet, immer wieder den Weg, obwohl er weit ist, zu mir. Ich bin dankbar und voller Freude über jeden ihrer Besuche.

Öhmke hat auch Besuch. Sie freut sich sehr, denn nicht oft findet jemand den Weg zu ihr. Man telefoniert. Ihre Freunde sind alle betagt, und da fällt das Laufen schon schwer. Dieser Besuch heute aber ist ein alter Freund. Man spürt die Vertrautheit miteinander und die freundliche Distanz. Als der Besucher gegangen ist, erzählt uns Öhmke aufgeregt, ihr Bekannter hätte für den Freundeskreis, in dem sie verkehrt, für alle, also auch für sie, eine Flusskreuzfahrt auf der Donau gebucht. Von Passau bis Budapest über Wien. Mit Ausflügen per Bus in die bekannten Städte. Und in einem Monat soll es losgehen. Nun ist sie noch motivierter, schnell gesund zu werden, denn diese Kreuzfahrt will sie unbedingt erleben. Deshalb beschließt sie, zum Abendessen eine halbe Stulle mehr zu nehmen und ein Joghurt zusätzlich.

Öhmke begeistert mich. Die Art, wie sie pragmatisch und zielgerichtet ihr Leben meistert.

Auch die Ärzte sind von ihr angetan. Sie versprechen, wenn alle Befunde gut sind, sie in einigen Tagen zu entlassen.

Ich höre das voller dickem Neid.

Sie kann nach Hause. Ich muss bleiben. So viele Wochen schon! Und mein Bauch ist immer noch offen. Wann endlich wird die zweite Naht gesetzt?!

Und dann dieses scheußliche Essen für mich! So kann man ja nicht zu Kräften kommen! Morgens und abends Haferschleim. Mittags eine püriertes Gemüsewassersuppe. Alles ohne Saft und Kraft. Ich bin so schauderhaft abgemagert, dass ich mich nicht ansehen kann.

Hinzu kommt, dass jede Freiheit auch ihren Preis hat. Hier bezahle ich für die Freiheit der Bewegung. Mein Port, den ich auf der Intensivstation trug und durch den alle Blutproben entnommen und alle Injektionen gegeben wurden, ist entfernt worden. Nun müssen wieder die Venen herhalten. Und ich habe keine guten. Ich bin zerstochen wie ein Sieb. Meine Arme und Hände sind dunkelgrün bis dunkelviolett. Und heute früh kam noch eine burschikose Schwester dazu, die aussah wie eine vom BDM – Marschschritt, Getrampel, Befehle für die Patienten in geschnarrtem Befehlston. Alles zog automatisch die Köpfe ein. Ich auch. Und ich hoffte inständig, dass der Kelch der wiederholten Blutentnahme dieses Mal an mir vorübergehen möge. Dies geschah nicht. Die BDM-Maid klopfte an meinen malträtierten Armen herum. Schimpfte über ihr Aussehen und dass sie keine Vene fände, machte mir den Vorwurf, schlechte Venen zu haben, und begann dann, an mir herumzustochern. Es tat höllisch weh. Als sie bei immer wieder vergeblichen Versuchen kein Blut fand, sondern mich weiter bis aufs Blut piesakte, nahm ich meinen Arm mit einer energischen Geste an mich und sagte ruhig und streng:

»Sie hören sofort auf, dilettantisch an mir herumzustochern. Sie sind ein Nichtskönner! Und fassen Sie mich ja nicht wieder an.«

Sie japste nach Luft und stieß dann heraus:

»Das melde ich. Das melde ich. Eine Unverschämtheit. So etwas ist mir ja noch nie passiert.«

»Ja. Leider. Es wurde Zeit. Melden Sie es. Das ist mir nur recht.«

Die Frauen waren besorgt:

»Die meldet das bestimmt. Sie werden Ärger kriegen.«

Natürlich. Das war mir klar. Ich überlegte, was ich tun kann. Auf keinen Fall passiv abwarten, bis ich angezählt werde. Auf keinen Fall!

Ich denke, auch hier ist Angriff die beste Verteidigung.

Aber wie?

Lange grübelte ich. Lange fiel mir nichts ein.

Aber dann fiel mir etwas ein! Schon beim Ausdenken hatte ich meine helle Freude – und eine Sorge: Hoffentlich klappt das so.

Ich sah der Chefvisite mit sehr gemischten Gefühlen entgegen.

Mein Herz schlug wie ein Hammer. Ich war aufgeregt wie vor einer Prüfung, denn so etwas Ähnliches war es ja auch.

Ich beobachtete sehr angespannt, dass erst die beiden Frauen sich der Zuwendung des immer höflichen Chefarztes erfreuen konnten und sachlich und freundlich behandelt wurden. Ganz zum Schluss wendete er sich mir zu, mit umwölkter Stirn. Aber ehe er etwas sagen konnte, ergriff ich das Wort:

»Herr Chefarzt, könnten Sie so freundlich sein und sich mal mein Frühstück, grauen Haferschleim, anschauen. Ich habe es heute nicht gegessen, weil ich es nicht mehr herunterbringe. Ich habe es geduldig seit sechs Tagen gegessen. Nun kann ich nicht mehr. Bitte, es muss doch noch etwas anderes möglich sein.«

Würde das Ablenkungsmanöver klappen?

Lässt er sich darauf ein?

Lange sah er mich streng an und sagte dann:

»Wie wäre es mit Tee und Zwieback. Wäre das besser?«

»Das wäre viel besser. Ich danke Ihnen.«

»Außerdem«, fuhr er fort. »Höre ich von Aufsässigkeiten. Sie sollen sehr schwierig sein, meine Gute.«

»Ja, das stimmt. Ich kann Stümpereien jeder Art nicht ausstehen. Sehen Sie sich meine Arme an. Und dann – ich bin schwierig – aber hätte ich sonst überlebt?«

»Auch wieder wahr.«

Nun schmunzelte der strenge Herr:

»Aber übertreiben Sie es nicht!«

Der Chefarzt war zufrieden, denn er hatte die Situation gemeistert und das letzte Wort. Eines hatten wir erreicht. Die BDM-Maid betrat nie wieder unser Zimmer.

Als ich im Bad mein ungepflegtes Haar und mein graues Gesicht sehe, steht für mich fest: das muss ich ändern!

Ich bitte die Schwester, beim Duschen auch die Haare waschen zu dürfen. Sie willigt ein. Nachdem sie das Haar gefönt und getrocknet hat, geht es mir, auf meinem Hocker in der Dusche sitzend, wieder ein bisschen besser. Nach einer Verschnaufpause im Bett liegend, versuche ich nach dem Mittagessen, mein Gesicht etwas zu restaurieren. Ich danke meinem Mann im Stillen, der so klug war, alle Kosmetikartikel und Erfrischungstücher mitzubringen. Sorgfältig creme ich mein Gesicht ein, lege Make up und Farbe für Augen, Augenbrauen und Lippen auf. Dann betrachte ich mein anstrengendes Werk im Spiegel und finde es mal gerade so. Mehr ist zur Zeit nicht zu machen. Lebe mit dem, was du hast!

Ich habe mir deshalb so große Mühe gegeben, weil ich weiß, dass meine jungen Leute kommen werden.

Am Nachmittag besuchten mich dann auch drei junge Frauen aus meiner Seminargruppe. Sie brachten einen großen Strauß Astern, die ich sehr liebe, und ihre ganze Sorge um mich mit. Mir war klar, dass sie nicht nur kamen, um sich nach meinem Befinden zu erkundigen, vor allem sorgten sie sich um die bevorstehenden zweiten Staatsprüfungen, die ich abnehmen soll. Würde ich dazu imstande sein? Oder würden Fremdprüfer an meiner Stelle sein? Ich musste ihre berechtigten Sorgen zerstreuen und sagte zu ihnen:

»Meine Lieben, sorgen Sie sich nicht. Ich bin im Oktober wieder da. Ihre Prüfungen machen Sie bei mir! Was denn sonst?«

Skeptisch sehen sie mich, die elend Daliegende, an.

Ich ergänze:

»Haben Sie es je erlebt, dass ich mein Wort nicht hielt?«

Heftiges Kopfschütteln.

»Dann ist ja alles klar. Ich erwarte Fleiß, Kreativität und Anstrengungsbereitschaft. Das seid Ihr mir schuldig!«

Ich sehe, dass sie deutlich erleichtert sind. Diese Töne kennen sie. Das ist ihnen vertraut und gibt Sicherheit.

Dennoch herrschte Verlegenheit. Sie saßen etwas gezwungen neben meinem Bett und hatten große Mühe damit umzugehen, ihre Chefin in einer solchen Lage zu sehen. Ich fragte viel nach Seminar – und Schulangelegenheiten und sah noch einen Entwurf durch, wofür sie sehr dankbar waren. Aber, ich denke, sie waren genauso dankbar dafür, dass ich sie bald entließ, nachdem sie nochmals versichert hatten, es liefe alles gut und sie machten mir keine Schande.

Die Frauen in meinem Zimmer waren gerührt über das Auftreten der jungen Damen. So viel Zuneigung und Respekt. Das fände man heute nicht oft.

Ich war sehr stolz auf meine Leute.

Wenig später erschien meine Freundin aus Potsdam mit Mann. Sie ist ein Mensch, der stets das Wichtige und Notwendige sieht und regelt. So sah sie sofort, dass mein Bett zu hoch ist für mich und ich einen Hocker brauche. Ihr Mann, ein lieber Freund und immer hilfsbereit, ging sofort, einen Hocker zu besorgen. Als ich intervenierte, es hätte Zeit, entschieden beide:

»Das hat keine Zeit! Du willst doch aufstehen. Und auch nachts. Das Risiko ist viel zu hoch. Es fehlte, dass Du hinfällst.«

Und so hatte ich noch am selben Tag den Hocker, der eine große Hilfe war.

Eine große Hilfe waren auch die Gespräche mit ihnen. Die Politik blieb außen vor. Viel zu aufregend, fanden sie. Aber fröhliche Geschichten, die erheitern und Mut machen, waren zugelassen, z. B die Geschichte ihrer dreijährigen Enkelin, die ihre Eltern mit der Forderung nervt, Buchstaben verstehen zu wollen. War das normal? Musste man sich nicht Sorgen machen? Wie würde es dem Kind bei Schuleintritt ergehen, wenn es schon lesen und rechnen kann?

So viele Fragen. Es ist auch heute bei uns noch ein Problem, ein begabtes Kind zu haben, das frühreif und intellektuell begabt, schneller und anders lernt als andere. Es muss anders gefordert und gefördert werden – und das schon im Kindergarten. Am besten, man spricht mit den Erzieherinnen und arbeitet gemeinsam an der Bildung dieses Kindes. Literatur gibt es genug. Ich habe eine ganze Liste, die mein Mann beim nächsten Besuch mitbringen wird. Es gibt so viele Möglichkeiten zur Förderung dieser Kinder, die man nutzen kann. Und die Eltern und Großeltern sollten sich nicht fürchten vor der Begabung, sondern sie erkennen und nach Kräften fördern.

Die Geschichte der Dreijährigen hat mich animiert. Man müsste für alle an der Bildung und Erziehung Beteiligten Fortbildungen zum Thema Begabtenförderung anbieten.

Wer ist man?

Und wer trägt die Kosten?

Bildung ist nicht zum Nulltarif zu haben.

In wenigen Tagen sah unser Zimmer nach den Besuchen von Freunden und Kollegen wie eine Blumenhandlung aus. Jeder brachte Blumen mit. Es duftete wunderbar bei uns. Und da bei der Hitze alle Fenster offen standen, durften die Blumen auch im Zimmer bleiben. Bald erschienen in bunter Reihenfolge viele meiner Kolleginnen und Kollegen. Besonders in Erinnerung geblieben sind mir zwei Begegnungen: Der Besuch meiner Fachseminarleiterin für Kunst, die lächelnd um die Ecke schaute, fröhlich auf mich zulief und mich fest an sich drückte, als wollte sie mich gar nicht wieder loslassen. Mit Tränen in den Augen sagte sie:

»Mein Gott, haben Sie uns einen Schrecken eingejagt! Ein Glück, dass Sie leben! Keiner konnte sich vorstellen, dass Sie wirklich krank sind. Sie waren immer gesund, immer da ...«.

»Aber ich bin ja da. Ich bin nicht so schnell unterzukriegen.«

Wir drücken einander herzlich die Hände, und dann erzählt sie mir vom Seminar. Das macht uns beide froh. Meine Kollegin, die immer voller Energie und Tatendrang ist, hielt es nicht lange neben meinem Bett sitzend aus. Sie begann die mitgebrachten Blumen zu arrangieren, so dass aus unserem Krankenzimmer eine exquisite Blumenhandlung wurde. Nicht nur, dass sie selbst originelle Blumenideen mitbrachte, sie organisierte ein Blumenarrangement in unserem Zimmer, dass eines Kunstpreises würdig war. Sogar den sehr nüchternen Herren Doktoren fiel das bei der nächsten Visite auf, was etwas heißen will.

Die beiden Frauen in unserem Zimmer wunderte etwas anderes. Frau S. sagte:

»Alle sind so nett zu Ihnen. Sie sind mit allen so vertraut. Wieso siezen Sie sich dann?«

Ich lächle:

»Meine Damen, das hat einen einfachen Grund. Es muss einfach so sein. Bei der großen Nähe, Vertrautheit miteinander braucht man die Distanz, den nötigen Abstand. Sonst wird es leicht familiär. Und das geht nicht. Bei aller Zuneigung – ich bin die Chefin und habe das Sagen. Und das muss allen bewusst bleiben. Respekt und freundliche Akzeptanz. Beides erleichtert die Arbeit, schafft ein gutes Arbeitsklima. Verstehen Sie?«

Beide nicken sehr ernst.

»Ist schon toll, was Sie so tun.«

Wir fühlten uns so wohl und gut miteinander.

Als ich auch noch weitere Erfrischungstücher an die Damen verteilte, erfreute sich sogar die Stationsschwester und sah davon ab, Blumen auf den Korridor zu stellen.

Über den Kunstkalender meiner Kollegin, die eine große Kennerin Italiens ist, freute ich mich besonders. Der Kalender enthielt anregende

Bilder und Texte italienischer Künstler. Die Reproduktionen großer Kunstwerke Leonardo da Vincis und Michelangelos beruhigten und erfreuten die Sinne, gaben Kraft, die Texte waren kurz und einprägsam, etwas zum Nachdenken. Also, genau das Richtige, wenn man Bücher schwer halten und sich nicht lange konzentrieren kann.

Über den zweiten mir besonders in Erinnerung gebliebenen Besuch war ich überrascht. Es kam eine Kollegin, die ich seit vielen Jahren kenne und achte, zu der im Laufe der Jahre eine Bindung entstand, die man Freundschaft nennen kann, wenn man die breite Interessenübereinstimmung betrachtet. Diese Kollegin, die wirklich sehr wenig Zeit hat, nahm sie sich für einen Besuch im Krankenhaus, weil sie wusste, wie wichtig er für den Kranken ist. Denn sie selbst war mehrfach schwer krank.

Sie stand – sehr groß und schlank und elegant – am Fuße meines Bettes, so dass sie mir direkt ins Gesicht sehen konnte, leicht aufgestützt wie zu einem Plauderstündchen und suchte nach Worten. Sie fand die rechten Worte, die Trost und Kraft zugleich geben. Allein ihre Augensprache erwies sich als besonders intensiv. Sie wusste, wie es mir ergeht, und ihre ganze Körpersprache drückte dieses tiefe Verständnis aus. Wir verstanden einander mit halben Sätzen, die den Frauen im Zimmer unverständlich blieben. Dieser Kollegin bin ich noch heute dankbar für den Mut, den sie mir gab, obwohl es keinerlei Kontakt mehr gibt. Das berühmte Tischtuch wurde zerschnitten. Auch hier ist das Ende gültig. Schade. Vorbei.

Abends kam wieder die Familie von Frau S. Großer Familienrat war angesagt. Frau S. sollte am kommenden Tag einer intensiven Untersuchung ihres Magen-Darm-Traktes zustimmen. Sie hatte aber große Angst davor und wusste nicht, ob sie unterschreiben solle oder lieber doch nicht. Das Problem wurde hin und her gewälzt, alle Fragen diskutiert, alle Sorgen betrachtet. Nach zwei Stunden entschied die Familie: Wenn es die Ärzte für richtig halten, wird es schon richtig sein. Sie soll unterschreiben.

Der Schwiegersohn wird nun doch nicht nach Köln gehen. Die Bezahlung ist zwar besser – aber die Entfernung ist zu groß, und die Familie ist wichtiger. Und dann will er auch nicht weg von Brandenburg, dem Land, seinem Sportverein, den Freunden ... Er fürchtet sich vor der Fremde, dem Unbekannten. Der Mut verlässt ihn, wenn er vertraute Pfade verlassen soll.

Frau S. ist zufrieden.

Gegen Abend, wenn die letzten Besucher gegangen sind und wir unser Abendessen schon zu uns genommen haben, ist eine Zeit der relativen Stille. Das tut gut. Die Gedanken, frei und zufällig, kommen und gehen. Und immer wieder Goethe ... Er ist mein treuer geistiger Begleiter, solange ich denken kann. Seine in wunderbarem Deutsch geschriebenen Verse begleiteten die oft auch trüben Tage der Jugend, denn, wenn ich seine Gedichte las, wurde ich wieder froh. Immer, wenn ich Kummer hatte, las ich in seinen Werken oder denen von Thomas Mann. Das brachte mich sofort auf andere Gedanken, lenkte zunächst ab – und führte dann zum Lösen des Problems oder tröstete. Literatur war mir immer sehr wichtig, deshalb lernte ich auch so gern in der Schule lesen, schreiben, rechnen. Das war für mich abenteuerlich schön.

Ich erinnere mich, dass uns meine Mutter abends vorlas, und ich mich wunderte, dass sie wörtlich alles am Vortag Vorgelesene wiederholen konnte. Da war ich drei Jahre alt. Meine Mutter erklärte mir, dass die kleinen schwarzen Zeichen, die aussahen wie Fliegendreck, dieses Geheimnis beinhalteten. Für mich war das ein Wunder, ein Schlüsselerlebnis, das mein weiteres Leben bestimmte. Von da an wollte ich nur eins: Lesen lernen, die stummen Zeichen zum Leben erwecken. Ich wollte unbedingt selbst die geheimnisvollen Zeichen lebendig werden lassen. Nichts faszinierte mich so sehr wie Bücher.

Und immer wieder Goethe – in allen Lebenslagen. Seine Weisheiten sind über die Jahrhunderte hinweg gültig und geben Kraft, Freude und Lebenshilfe. Er war mir immer lieb und teuer. Ich lernte viele seiner Texte auswendig, weil sie mir so gefielen. Seine Lebenseinstellung hat mir immer Mut gemacht. Er ist jemand, der anderen Kraft gibt, wenn er z.B. sagt: »Auch aus Steinen, die in den Weg gelegt werden, kann man etwas Schönes bauen.«

Und jetzt?

Wie ist es jetzt, wo ich so darnieder liege?

Wie war denn Goethes Verhältnis zu Krankheit und Tod?

Da muss ich nachdenken. Ich kenne mich ja in seiner Biographie einigermaßen aus und weiß, dass er selbst sehr alt, immerhin fast 83 Jahre, geworden ist. In seinem Jahrhundert ein geradezu biblisches Alter! Das zeigt, dass er immer haushälterisch und sorgsam mit sich selbst umgegangen ist. Ein Lebenskünstler! Von ihm selbst, aus Briefen und den Gesprächen mit seinem Sekretär Eckermann erfährt man, dass er am Ende seines Lebens – immer noch tätig und am Faust II arbeitend – dennoch das Schicksal vieler alter Menschen teilen musste: er wurde zunehmend einsamer.

Und als das Alter an seine Tür klopfte, versuchte er, es wegzuschieben. Verliebte sich im hohen Alter neu, machte sich sogar etwas lächerlich in seiner späten Liebe, als er sich als 74jähriger in die 19jährige Ulrike von Levetzow verliebte. Als ob irgendjemand, und sei er noch so genial, sich ewige Jugend erwerben könnte! Auch Goethe wurde alt und sterblich, obwohl er das weit von sich wies und zutiefst verabscheute. Es ging ihm so wie es fast allen sehr alten Leuten geht: sie überleben alle Bekannten und Freunde – und sind plötzlich ganz allein. Freunde und Verwandten sterben dahin, starben vor Goethe: zu Beginn des Jahrhunderts Wieland, 1805 Schiller, Herder, 1808 seine Mutter, einzig sein vertrauter Duz-Freund Zelter blieb ihm bis zum Ende seines Lebens.

1816 starb nach langer Krankheit auch seine Frau Christiane.

Ja, Christiane von Goethe, geb. Vulpius.

Jeder kennt die Geschichte ihrer ersten Begegnung mit dem Genius Goethe im Park von Weimar! Jeder weiß, dass Goethe die lebensvolle, liebe und unkomplizierte junge Frau zu sich nahm und entgegen der Hofetikette in »wilder Ehe« mit ihr lebte und fünf Kinder hatte, von denen nur der Sohn August überlebte. Man kann sich unschwer vorstellen, welch unerschöpfliches Klatschthema das am Weimarer Hof gewesen sein muss. Das hat den Geheimen Rat und Dichterfürsten, den Staatsmann und Naturwissenschaftler, der weit über die Grenzen des Herzogtums berühmt war, wenig berührt – Christiane muss unter der ständigen Missachtung sehr gelitten haben.

Jeder weiß auch, dass ihm Christiane todesmutig und aus großer Liebe 1806 das Leben rettete, als sie bei der Besetzung durch französische Truppen Plünderern Einhalt gebot. Dafür hat er sie geheiratet. Endlich. Sie, die er immer nur »meine Kleine« nennt und die er liebt – auf seine Weise.

Goethe war oft abwesend von Weimar. Er reiste auf ausdrücklichen Wunsch als Begleiter des Herzogs Karl August oder auch allein. Sein Genius brauchte Freiräume, die ihm Christiane freimütig gab. Sie umsorgte sein Hauswesen und den Sohn. Für alles im Alltag Nötige war sie zuständig. Sie liebte das Leben und die kleinen Freuden des Daseins.

Wenn beide erkrankten, was häufig der Fall war, fuhr man zur Kur. Das war damals üblich. Und man fuhr getrennt. Geld war genug da.

Goethe verabscheute Krankheit und Tod. Sie waren ihm lästig, störten seine Kreise.

Als sich 1815 das Leiden seiner Frau verschlimmerte, kann man seinen Schrecken verstehen, der sich so äußert, dass er schreibt: «Ich habe viel gelitten, meine gute Frau war zwei Querfinger vom Tode.« Er hat gelitten? Und Christiane? Er schickt sie zur Kur und lässt sich laufend berichten.

Aber Christiane ist nicht zu retten.

Und wie hat Goethe es bewältigt, seine Frau 1816 im 51. Lebensjahr sterben zu sehen?

Jämmerlich starb sie, erbarmungswürdig, unter unsagbaren Qualen und Schmerzen.

Er hat es gar nicht gesehen!

Obwohl er – informiert über Christianes Krankheit – aus Jena anreiste, vermied er es, seiner todkranken Frau zu begegnen. Und das, obwohl sie zwei Zimmer entfernt von ihm lag und so sehr nach ihm rief. Er konnte es nicht.

Christiane lag mutterseelenallein, dürftig versorgt von fremden Bediensteten, in unsäglichen Schmerzen bei Nierenversagen, so großen Schmerzen, dass sie ihre Zunge durchbiss – wenige Zimmer entfernt von ihrem Mann.

Verlassen von Gott und der Welt.

Keiner, der ihre Hand hielt, ihre Schmerzen mit ihr trug, ihr beistand.

Goethe ist nicht ein einziges Mal an ihr Schmerzenslager gegangen, er war nicht einmal bei ihrer Beerdigung dabei. Alles Unangenehme überließ er anderen.

Er hat sie, als es ihr ganz und gar schlecht ging, einfach im Stich gelassen.

Jämmerlich und feige als Mensch.

Egoist und Egozentriker, der er sein Leben lang war, hielt er nicht stand, als er als Mensch gefordert wurde. Er versagte total. Und es kann auch nicht entschuldigen, dass ein Übermaß an Empfindsamkeit ihn gehindert hat, seiner Frau in ihren schwersten Stunden beizustehen noch seine Erklärung, dass er einen furchtbaren Abscheu vor allem, was mit Krankheit, Tod und körperlichem Verfall zusammenhing, hegte. Es ist aus meiner heutigen Sicht unentschuldbar.

Das alles war mir als Gesundem bekannt – und ich fand es schlimm und erbärmlich. Aber erst jetzt, da ich erfahren habe, wie es einem ergeht, wenn man jämmerlich darniederliegt und hilflos ist, ist mir seine Haltung zuwider. Ich denke neu. Ich denke anders.

Was nützen seine Lebensweisheiten, wenn sie da versagen, wo man sie am nötigsten braucht? »Edel sei der Mensch, hilfreich und gut ...« – nur in guten Tagen?

Was hält stand in schlechten Tagen?

Was ist Wahrheit, was Legende?

Goethe – das Universalgenie und der Versager. Der weise Lebensbegleiter und der Feigling. Der wunderbare Dichter und der ewige Egoist.

Ein weites Feld.
Alles ist so menschlich.
Aber kann, soll man alles verstehen?

Es ist Abend geworden.

Wir machen in unserem Zimmer von der Möglichkeit des Fernsehempfanges wenig Gebrauch, viel zu aufregend oder auch absolut dumm, viel zu viel Gewalt und viel zu viel unsinniges Zeug. Alles ohne Sinn und Verstand und ohne Geschmack – bis auf wenige Sendungen, die wir meist gemeinsam ansehen, um dann darüber zu sprechen. Da lesen wir lieber Zeitungen und uns auch mal vor, wenn wir etwas Mitteilenswertes gefunden haben.

Wir telefonieren viel. Diese Möglichkeit der Kontaktaufnahme zur Realität wird mit großer Freude genutzt. Es stört auch nur wenig, dass mitgehört wird, zumal Wichtiges sowieso vor dem Einschlafen noch einmal besprochen wurde. Nichts Belastendes sollte unseren Schlaf stören. Wir brauchen ihn zur Genesung.

Jeden Abend erhalten wir eine Injektion gegen Thrombose, weil wir die meiste Zeit liegen müssen. Und jeden Abend sind wir gespannt, wer sie uns verabreichen wird – so als letztes Tagesereignis. Ist es die nette Schwester Karin, die stets einen Scherz mitbringt als Gute-Nacht-Gruß und die ihr Handwerk beherrscht oder die kleine Lernschwester, die zögernd und sich entschuldigend die Injektion macht, was nicht schmerzlos ist, aber von uns mit Würde hingenommen wird. Schließlich muss sie es erst lernen. Oder der russische Pfleger, der völlig schmerzfrei injizieren kann und es nie versäumt, sich nach unserem Befinden zu erkundigen.

Und jeden Abend gibt es auch noch eine Ration Tabletten und Schlafmittel, wenn man es wünscht.

Schlafen kann ich ja gut, wenn nur der Hunger nicht wäre!

Heute Abend hat mir Öhmke angeboten, für mich Essen zu besorgen, weil ich ihr in meiner Hungerei leid tue. Aber ich habe dankend abgelehnt. Es hilft mir nicht, heimlich zu essen. Davon wird meine Bauchspeicheldrüse auch nicht gesund. Ich muss es schon aushalten.

»Heute haben mich meine Zähne gefragt, wozu sie noch da sind,« habe ich am Mittag zur Schwester gesagt und »Kann ich nicht mal etwas zum Kauen haben? Eine Möhre wäre die Seligkeit.«

»Nein, können Sie nicht«, war die lakonische Antwort.

Also trinke ich weiter meinen Kräutertee, kaue weichen Zwieback und schlürfe die kraftlose Gemüsewassersuppe.

Wie soll man da zu Kräften kommen?

Nachts habe ich einen so intensiven Traum, dass ich ihn noch mit in den Tag nehme: Ich gehe zu Bäcker Braune in Potsdam und wähle von den kleinen, knusprigen DDR-Brötchen das knusprigste und braunste aus. Mit Wonne schneide ich es auf, höre dieses wunderbare Geräusch des sich öffnenden Brötchens, fange sogar die Krümel auf. Nichts darf verloren gehen. Und dann bestreiche ich beide Hälften ganz dünn mit köstlicher irischer Butter, belege die untere Hälfte mit einer Scheibe ganz mageren Kochschinkens und die obere mit einer Scheibe Schnittkäse. Ich atme den Duft dieses wunderbaren Essens ein und beiße dann mit großer Wonne hinein. Zum Herunterschlucken komme ich nicht, weil mich Husten wegen des starken Speichelflusses weckt. Schade. Es war ein so schönes Erlebnis!

Noch am Tage habe ich die Halluzination frischer Brötchen.

Überall rieche ich sie. Ach, wie schön wäre es, wieder richtig essen zu können!

Überhaupt träume ich viel.

Wir sind wieder in der Bretagne. Stehen am Point du Raz und erleben den Atlantischen Ozean. Man hat das Gefühl, am Rande der Welt zu sein. Das Meer ist an diesem äußersten Punkt Frankreichs besonders unruhig. Der Wind weht so stark, dass wir uns mit aller Kraft dagegen stemmen müssen. Er verschluckt unsere Sprache. Er pfeift um unsere Körper. Und es ist kalt! So kalt, dass wir eilig unsere Jacken aus dem Auto holen. Die Wellen schlagen mit aller Macht gegen die Felsen. Hoch auf schäumt die Gischt. Wir stehen voller Ergriffenheit angesichts dieser Naturschönheit. Natürlich fällt mir hier die Ballade von Schiller »Der Taucher« ein, wo es heißt:

»Und es wallet und siedet und brauset und zischt,
Wie wenn Wasser mit Feuer sich mengt,
Bis zum Himmel spritzet der dampfende Gischt,
Und Flut auf Flut sich oh'n Ende drängt,
Und will sich nimmer erschöpfen und leeren,
Als wollte das Meer noch ein Meer gebären.«

Ich schreie diesen Vers, da ihn niemand hören kann, in die Brandung. Mir ist, als hielte ich einen Dialog mit dem mächtigen Element, das ich stets geliebt und vor dem ich den höchsten Respekt habe. Ich spreche mit den Wellen, grüße sie, rufe ihnen so viel Schönes zu. Fühle mich einfach wunderbar. Ich muss mich auf einen Felsen setzen und die Weite des Ozeans spüren, die Unendlichkeit in mich aufnehmen, die ewige Bewegung fühlen. Mein Herz wird weit, ich atme den Duft des Meeres. Das Meer ist mein eigentliches Zuhause, ihm fühle ich mich aufs tiefste verbunden. Ich hatte immer das Gefühl, dass ich in einem anderen Leben ein Meeresbewohner war, eine Robbe, ein Delfin vielleicht. Denn ich esse nichts, was aus dem Meer kommt, hatte schon als Kind eine Abneigung dagegen.

Es gibt eine Geschichte, die mir meine Mutter viele Male erzählt hat, immer wieder verwundert über das Geschehen. Es war an meinem ersten Geburtstag, einem herrlichen Sommertag im August. Da ich zu dieser Zeit das einzige Kind in der Verwandtschaft war, hatten es sich alle, Großeltern, Tanten, Onkel und diverse Freunde nicht nehmen lassen, gewaltig zu feiern. Und es gab noch einen guten Grund zum Feiern: mein Vater war auf Fronturlaub. Meine Mutter glücklich und froh hatte nur wegen des zu erwartenden Alkoholpegels Sorge und schlug gleich nach dem Kaffeetrinken einen Spaziergang an den nahe gelegenen Badesee vor, den alle annahmen. Das Kind wurde in den Kinderwagen gelegt, am Badesee auf eine mitgebrachte Decke gesetzt und mit Spielzeug versehen. Die Erwachsenen badeten und saßen dann ganz friedlich in Gespräche vertieft beieinander. Ich spielte auf der Decke. Irgendwann muss es mir zu langweilig geworden sein, denn ich krabbelte davon in Richtung See. Irgendwann merkte meine Mutter, dass das friedlich spielende Kind nicht mehr friedlich spielte, sondern weg war. Große Panik. Suchaktion. Rufen. Nichts.

Bis einer meiner Onkel mich im See erblickte: schwimmend und putzmunter. Schon im Schwimmerbecken, eifrig paddelnd und quietschvergnügt. Das Geschrei ging erst los, als mein Vater mich aus dem See holte. Ich wollte im Wasser bleiben. Ich konnte schwimmen, lange bevor ich mich entschloss, nun doch mal zu laufen.

Das Wasser war und ist und wird sein: mein eigentliches Element. Ich will als Endstation meines Seins auf keinen Fall in die Erde, da ist es dunkel und eng. Ich will zurück zu meinem Ursprung, in die Freiheit des unendlichen Ozeans.

Wenige Tage später sagt die Stationsschwester morgens zu mir:
»Freuen Sie sich! Der Chef hat angeordnet, dass Sie von heute an Kostaufbau kriegen!« In mir jubelt es. Endlich weg von nur Kräutertee und Zwieback!

Was es auch sein mag, es ist auf alle Fälle etwas zu beißen, richtig zubeißen, das muss wunderbar sein. Ich bin so gespannt auf mein erstes Frühstück. Es besteht aus Pfefferminztee, einer Scheibe altbackenem Toastbrot und einem Klecks Magerquark. Selten hat mir etwas so gut geschmeckt wie dieses Frühstück. Ich kaue mit großem Genuss und solange es geht. Ich denke:

Mit Glück muss man weit unten anfangen.

Hier lernt man Bescheidenheit.

Hier besinnt man sich auf die Ursprünge des Seins.

Hier fängt das Glück ganz weit unten an.

Zum Mittag erhalte ich einen großen Klecks Kartoffelbrei.

Einfach wunderbar. Ich esse mit großer Freude.

Abends wieder eine altbackene Weißbrotstulle und Magerquark.

Es geht mir richtig gut. Jetzt werde ich bald zu Kräften kommen!

Ein paar Tage später begehe ich eine große Sünde. Ich weiß, dass ich Zucker und Fett meiden muss und nichts Gebratenes essen soll. Abends hat eine junge Schwester Dienst, bei der sich jeder am Servierwagen auswählen kann, was er essen will. Der Teufel reitet mich. Ich warte nicht ab, was man mir als mein Essen zuteilt wie sonst, sondern gehe einfach auch an den Wagen. Ich sehe Kartoffelsalat und Bouletten und denke:

›Das esse ich jetzt, egal, was kommt!‹

Ich fülle mir angespannt und gierig, einen letzten Rest an Disziplin wahrend, ein wenig Kartoffelsalat und eine große Boulette auf den Teller. Alles esse ich langsam, intensiv kauend, mit großem Genuss und schlechtem Gewissen auf.

Mein Bauch macht einen Freudensprung wegen des guten Essens. Er muckt nicht auf. Auch die Bauspeicheldrüse gibt Frieden. Alles bekommt mir wirklich gut. Ich fühle mich satt und zufrieden.

Zufrieden und satt nach langer, langer Zeit!

Am nächsten Morgen plagt mich das schlechte Gewissen sehr. Ich habe Angst, dass sie bei der zu erwartenden Blutentnahme alles merken werden. Aber es geht wider Erwarten gut. Meine Bauchspeicheldrüse spielt weiter mit. Deshalb danke ich ihr, indem ich sie streichle und liebevoll mit ihr rede. Ich bin glücklich. Nun weiß ich, dass ich bald wieder alles essen kann.

Mein Bauch ist immer noch offen. Zwar hat sich der Panzerverband verkleinert, aber ich bin dennoch fest eingepackt und muss, wenn ich laufe, den Bauch festhalten. Und laufen soll ich, soviel ich kann. Die Korridore der Chirurgischen Station sind mit Laufhilfen versehen, an denen man sich entlang hangeln kann. Ich versuche es täglich mehrmals, bin aber schnell ermüdet und lege mich erschöpft wieder hin.

Keine Kraft.

Aber laufen soll und muss ich, so schwer es auch wird. Und so trainiere ich verbissen auf den Korridoren. Auf und ab. An den Haltestangen entlang. Es gibt auf den Korridoren Nischen, die mit kleinen Tischchen und Stühlen versehen sind. Bis dahin muss man immer kommen. Pause machen. Dann weiter. Auf und ab – solange es geht. Man begegnet bei diesen Laufübungen auch anderen Patienten, redet ein wenig miteinander, tauscht Illustrierte aus und Meinungen über Ärzte und Schwestern. Getratscht wird viel, da es ein wenig Abwechslung bringt. Und so erzählt mir eines Tages eine Patientin, die zwei Zimmer weiter liegt, von einer Frau, der der Unterschenkel amputiert wurde, weil sie ein Raucherbein hat. Das könnte die Frau aus der Wachstation sein, die so geschrieen hat und so verzweifelt war. Ich beschließe, mir diese Frau einmal anzusehen und gehe mit der Patientin mit, um Illustrierte zu bringen. Das geht gut, denn die Frau kann wegen ihres Armbruchs nichts tragen. Ich bin gespannt darauf zu erfahren, wie es der Beinamputierten jetzt geht. Zu meiner Überraschung ist sie der Hahn im Korbe, führt das große Wort und erzählt mir, dass sie schon erste Laufübungen unter Anleitung machen darf.

Ich suche das Gespräch mit der Frau:

»Haben Sie noch Schmerzen?«

»Ach, ist halb so schlimm. Ich übe ja schon mit meiner Prothese. Komme bald in die Reha.«

»Aber als Verkäuferin arbeiten können Sie doch nicht mehr«, sage ich besorgt und denke an ihre Verzweiflung, die ich miterlebt habe.

»Nicht mehr bei SPAR«, sagt sie, »das ist vorbei. Aber das ist nicht so schlimm. Ich lebe ja noch.«

Und ihre Nachbarin ergänzt voller Stolz:

»Sie hat alle Preise im Kopf. Und nicht nur die von SPAR, wo sie Verkäuferin war. Wir prüfen immer, was teurer oder billiger geworden ist. Macht Spaß.«

Ich denke, was ihr die Preise wohl jetzt noch nützen können. Als hätte sie es gehört, sagt die Frau:

»Preiskenntnisse sind immer gut. Für alles, was man kaufen oder verkaufen will. Angebot und Nachfrage bestimmen den Preis.«

Ihre Zimmergefährtinnen nicken ernst. Man merkt, wie stolz sie auf die Frau sind. Ihre Nachbarin von vorhin sagt:

»Sie hat große Pläne!«

»Ach ja?« Ich zeige mich sehr interessiert.

»Sie sammelt schon Rezepte. Schauen Sie mal, die beiden Mappen da!«

Stolz zeigt mir die Frau die Mappen, die angefüllt sind mit Rezepten aus Zeitungen und Zeitschriften. Bunt gemischt.

»Wozu brauchen Sie das alles?« frage ich.

Und im Brustton der Überzeugung belehrt mich die Frau:

»Tjaaaa, ich werde verkaufen! Diesmal privat und in meine eigene Tasche! Ich bin eine gute Verkäuferin, müssen Sie wissen! Preiswert und gut werde ich verkaufen. Wir haben einen großen Garten, da wächst viel. Ich werde die besten Gelees, Konfitüren, Chatneys und noch mehr kochen, die Sie sich denken können. Und Blumen gibt es. Touristen kommen genug vorbei. Die Berliner sind ja ganz wild auf Selbstgemachtes und Gartenblumen. Das wird ein gutes Geschäft.«

»Aber wieso lassen Sie denn nicht auch Ihre hübsche Tochter verkaufen?« fragt die Nachbarin. »Wir raten Ihnen alle dazu. Das bringt doch noch mehr ein!«

»Nee,« sagt die Frau,« das ist ganz falsch! I C H bringe mehr ein! I C H sitze da nämlich an meinem kleinen Stand mit meiner guten Ware – und natürlich ohne meine Prothese.«

»Ach«, sagen alle verblüfft.

»Das soll funktionieren?«

»Das soll besser sein als Ihre hübsche Tochter?«

Denkpause.

Ich sage langsam:»Sie denken, dass die Leute aus Mitleid mehr kaufen und auch geben?«

»Natürlich! Was denn sonst?! Wenn ich es geschickt anfange, wird es ein gutes Geschäft.«

›Donnerwetter‹, denke ich. Die ist nicht unterzukriegen. Hat ihre Verzweiflung in klingende Münze verwandelt.

Was es so gibt!

Ich bin sehr froh, dass die Frau ihren Lebensmut wieder hat und so aktiv im Leben steht. Dennoch interessiert mich, wie lernfähig sie ist. Ich frage sie leise:

»Und haben Sie es geschafft, das Rauchen aufzugeben?«

Denn wegen des Rauchens musste ja ihr Unterschenkel amputiert werden.

Sie antwortet nicht.

Langes Schweigen im Krankenzimmer.

Das ist auch eine Antwort!

Heute soll ich zum wiederholten Male geröntgt werden. Meine Lunge arbeitet immer noch nicht so, wie sie soll. Es muss beobachtet werden. Die Schwester sagt:

»Sie können ja allein zum Röntgen gehen. Zwei Treppen tiefer. Nehmen Sie den Fahrstuhl!«

Und weg ist sie.

Sie hat gut reden. Natürlich kann ich n i c h t den Fahrstuhl nehmen. Ich leide an einer Phobie. Kann geschlossene Räume und Enge nicht aushalten. Da drehe ich durch. Ich benutze nie Fahrstühle oder Aufzüge. Ich halte mich nicht in geschlossenen engen Räumen auf. Immer muss entweder das Fenster offen sein oder die Tür. Das habe ich seit meiner Kindheit, seit ich verschüttet unter der großen Eingangstür lag, unter der mich mein Vater dann fand.

Sagen kann und will ich das aber nicht.

Ich muss es allein schaffen. Über die Treppe. Zwei Stockwerke. Das ist schließlich nicht viel. Entschlossen schleiche ich zur Treppe. Mühsam nehme ich Stufe für Stufe. Es ist schwerer als ich dachte. Und langsam geht es, so langsam! Ein Glück, dass meine Arme stark sind und mich stützen. Nach jeder halben Treppe mache ich auf dem Treppenabsatz Halt und schöpfe Kraft zum Weiterlaufen. Der Umsicht des Personals sei Dank: es stehen überall Hocker. Als ich es endlich geschafft habe und stolz in der Röntgenabteilung ankomme, herrscht mich die Röntgenschwester an:

»Herrgott, wo bleiben Sie denn! Wir warten hier schon eine geschlagene halbe Stunde auf Sie.«

Ich sage nichts. Ich staune nur, dass ich für lächerliche zwei Stockwerke so viel Zeit brauchte. Ob ich es wohl erlebe, dass ich wieder wie früher hinaufrennen kann, zwei Stufen auf einmal nehmend?

Das Röntgen dauert nicht lange. Die Schwester scheint mit dem Gesehenen zufrieden und meint, dass die therapeutischen Maßnahmen, die ständigen Massagen und das Atemtraining Erfolge zeitigten.

Gut, das zu hören. Es baut einen auf.

Mit Schaudern denke ich, dass ich das Schwerste, den Rückweg, noch vor mir habe! Schließlich muss ich die zwei Stockwerke nun aufwärts gehen. Ich sage zu mir: Immer ruhig atmen! Ruhig bleiben! Nicht die Geduld verlieren! Es dauert eben, solange es dauert! Ich ziehe mich mühsam und im Schneckentempo Stufe für Stufe hinauf. Mache viele Verschnaufpausen. Als ich endlich mit zitternden Beinen wieder in meinem Bett liege, schlafe ich sofort ein. Ich bin völlig erschöpft.

»Sie schläft ja schon wieder«, sagen die Frauen.

Am nächsten Morgen bei der Visite erfährt Öhmke, dass sie heute nach Hause kann. Da sie es schon vorher vermutet hatte, war sie bereits marschfähig. Schon ab sechs Uhr früh hatte sie umsichtig und still, wie es ihre Art ist, mit den Abschiedsvorbereitungen begonnen. Es tut mir ein bisschen leid, dass Öhmke uns verlässt. Sie war ein so angenehmer Mensch. Ich werde noch oft an sie denken. Und das sage ich ihr auch, als sie sich von mir recht eindringlich verabschiedet. Am Abend zuvor hatte sie den Freund, der sie besucht hatte, schon mal informiert. So stimmte sie die offizielle Mitteilung froh und traf sie vorbereitet.

Frau S. wurde zur kleinen OP abgeholt, nicht bevor wir beiden anderen ihr Mut zugesprochen hatten. Dieses Zuspruchs bedurfte Frau S. sehr, da sie zu Panikattacken neigt. Als sie davon gerollt wurde, winkte sie uns zu. Getröstet, ohne Angst.

Das Bett von Öhmke blieb nicht lange leer. Hereingerollt wurde ein »frisch operierter Blinddarm«, wie die Stationsschwester sich auszudrücken beliebte.

Der frisch operierte Blinddarm war eine Frau um die Vierzig, die aussah wie eine von Heinrich Zilles echten Berliner Typen: klein, rund, mit Löckchen und Stupsnase und gewaltigem Busen. Sie war mir sofort sympathisch, erinnerte sie mich doch an meine tolle Tante, die einen unerschöpflichen Humor hatte, aber leider nicht mehr lebt. Der Neuzugang hieß nur für mich sogleich »de Schulzen«.

Als diese Frau wenig später richtig zu sich kam, stellte es sich heraus, dass sie wirklich in Berlin-Pankow zu Hause war. Die Blinddarmentzündung hatte sie ereilt, als sie ihren Bruder in Potsdam besuchte.

»De Schulzen« sah sich zuerst im Zimmer um, fand es wohl ganz passabel und stellte sich dann vor. So erfuhren wir auch, dass sie Köchin in ihrer eigenen Kneipe ist und verstanden ihre erste Frage:

»Kricht man hier nischt zu futtern?«

»Keine Ahnung, ob Sie als frisch Operierte schon etwas bekommen. Mittagessen ist in zwei Stunden.«

»Jut. Warten wa eben. Jeben Se mia ma de Speisekarte!«

Gemeint war der Speiseplan für die Woche. Lange und kritisch sah sie ihn durch und kreuzte vieles an. Der Plan schien ihre Zustimmung zu finden. Sehr zufrieden mit sich selbst, nahm sie uns jetzt erst so richtig zur Kenntnis:

»Jemütliche Runde hier. Da wern wa ville Spaß haben. Und wat haben Se so alle beede?«

»Wir sind ein kaputtes Bein und ein kaputter Bauch.«

»Ach so. Na, det jet ja noch. Ick sare imma, Hauptsache nischt anne Birne. Kiek ma aust Fenster ohne Kopp!«

Sie lachte dröhnend, so dass das ganze Bett wackelte. Und wir lachten mit. Ihre Gegenwart war befreiend. Alles schien einfacher zu sein, wenn dieser Koloss von Weib es in die Hände nahm. Die hatte uns gefehlt! Die war richtig.

Als zur Mittagszeit die Schwester nach uns sah, war sie bass erstaunt, von der frisch Operierten den Speiseplan in die Hand gedrückt zu bekommen mit den Worten:

»Ick will wat Kaltet zu trinken und esse det zweite Jericht. Denken Se nich, det ick erst abends wat zu spachteln will. Ick habe Hunga.«

Die Schwester war ein wenig unschlüssig, verließ dann aber schnell

107

das Zimmer. Zu unserem Erstaunen bekam de Schulzen das Gewünschte, so stabil war sie bereits wieder. Sie zeigte uns auch in den Nachmittagsstunden, dass sie auf der Höhe war, indem sie uns die ganze lange Geschichte ihrer Familie erzählte. Als uns der Redeschwall dann doch zu viel wurde, signalisierten wir deutlich, schlafen zu wollen. Sie verstand sofort. Eine kluge Frau. Geschwätzig, aber klug.

Als wir um 22.00 Uhr das Licht löschten, sagte de Schulzen in die Dunkelheit hinein:

»Ick rede zu ville. Ick weeß. Morjen bessere ick mir.«

Wir schwiegen beide. Wussten wir doch, dass es ihr unmöglich sein würde, diesen Vorsatz wahr zu machen. Das war genauso unmöglich wie einen Elefanten in ein Mauseloch zu bringen.

Das Schweigen im Zimmer dauerte nur wenige Sekunden. Dann sagte de Schulzen:

»Ick mache mia Sorjen wejen meinen Mann. Der arbeetet zu ville. Sollte kürza treten. Will aba nich. Hat Angst, detta de Arbeet valieat.. Ick sorje mia. Detta mia bloß nich vom Fleisch fällt.«

Wir stellten uns sofort einen gewaltigen Kerl vor mit Muskelpaketen, der Schränke wie Handtaschen tragen konnte.

Aber das stimmte nicht. Als er am nächsten Tag kam, erblickten wir ein dünnes, unglaublich besorgtes Männchen mit schütterem Haar, das seine Frau anhimmelte und unaufhörlich ihre Hand streichelte. Er rührte uns, und es berührte uns sehr, wie stark seine Zuneigung zu seiner Frau war. Beeindruckend. Man konnte fast neidisch werden. Wer von uns wurde schon so kritiklos geliebt?

Alle ihre in endlosem Redeschwall gegebenen Anweisungen quittierte er mit einem zustimmenden:

»Ja, mein Mäuschen.«

Er war sehr verliebt in seine Frau, hatte rote Rosen, 500g Pralinen und Bananen mitgebracht.

Als er gegangen war, gab de Schulzen die Bananen an uns weiter:

»Ick jare Euch als Köchin, die Bananen sind jesund. Esst se alle uff!«

Die Pralinen aß sie in Windeseile selbst mit der Bemerkung:

»So wat is nischt füa Euch. Kaputtet Been und kaputter Bauch!«

Endlich wurde in unserem Zimmer von Herzen gelacht. De Schulzen war überwältigend. Und wir waren von Herzen froh, sie bei uns zu haben.

4. KAPITEL

Der Genesungsendspurt

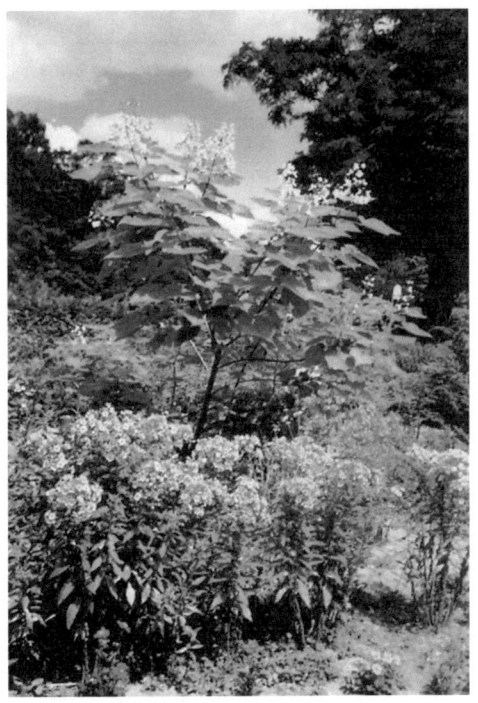

»Und wann wird mein Bauch endlich zugenäht?« fragte ich.

»Das müssen wir erst sehen. Wir machen ein CT.«

Ich wusste nicht genau, was das war, konnte es mir aber denken. Sicherheitshalber fragte ich:

»Und was wird da gemacht?«

»Wir müssen sicherstellen, dass im Bauchraum keine Entzündungsherde mehr sind. Dazu wird Ihnen über eine Venüle ein Kontrastmittel injiziert, so dass wir über den Computertomographen alles überprüfen können. Sie erhalten ein Merkblatt, in dem Sie alles nachlesen können.«

Als ich das umfangreiche Merkblatt, das auch alle Risiken aufführte, las, hatte ich nur einen Wunsch: Diese Prozedur mit einem radioaktiven Kontrastmittel und dem Aufenthalt in einer engen Röhre möglichst zu vermeiden. Mit meiner Unterschrift sollte ich mein Einverständnis erklären. Ich war aber nicht einverstanden. Ich fürchtete mich vor der engen Röhre und wollte nicht, dass noch mehr Chemie in mich hineingepumpt wird. So erkundigte ich mich beim Stationsarzt, ob es keine Alternative zur Röhre gäbe. Die gab es. Sie heißt Ultraschall.

Ich entschied:

»Dann will ich das.«

»Ultraschall ist zwar eine Möglichkeit,« wurde ich belehrt, »aber es bleibt ein Restrisiko. Bei Ihrer schweren Krankheit sollten wir das vermeiden. Die Computertomographie ist das einzig Sichere. Glauben Sie es!«

Ich glaubte es ja, aber ich wollte nicht.

Die Ärzte waren beleidigt. Fanden mich zickig und aufsässig. Schickten mich schließlich zum Ultraschall.

Spitz sagte die Schwester:

»Ultraschall ist im zweiten Stock. Nehmen Sie den Aufzug. Das können Sie allein. Wir haben Sie angemeldet.«

Das kann ich auch allein. Schließlich laufe ich schon ein wenig. Aber den Aufzug nehme ich nicht. Keine zehn Pferde kriegen mich in diese Enge!

Ich nehme wieder die Treppe. Zweimal zwanzig Stufen. O Gott! Ich werde ganz langsam gehen. Das ist zu machen. Auf dem Treppenabsatz kann ich nicht weiter. Völlig erschöpft, zitternd und schwer atmend setze ich mich auf die Stufen. Luft holen. Ausruhen. Dann gehe ich – unendlich mühsam Stufe für Stufe nehmend – langsam die nächste Treppe herunter.

Als ich endlich beim Ultraschall ankomme, bin ich völlig enerviert.

Sie haben schon auf mich gewartet und wundern sich, dass es so lange dauerte. Dieses Mal sage ich, warum das so ist. Sie werfen sich einen langen Blick zu.

Dem Verhalten der Ärztin, die mich behandelt wie ein rohes Ei, entnehme ich, dass man sie vorher informiert hat. Ich lasse mir aber nichts anmerken.

Die Ärztin erklärt mir das Ultraschallbild, das ich auf dem Monitor sehen kann, sehr schlüssig und gut verständlich. Faszinierend! Sofort bin ich hellwach und lasse mir alles genau erklären.

Dann sage ich:

»Wenn ich das jetzt alles richtig verstanden habe, ist mein Bauchraum völlig in Ordnung und könnte zugemacht werden.«

»Das ist richtig. Im Ultraschall ist kein Entzündungsherd auszumachen. Das heißt aber nicht, dass keiner da wäre. Alles ist im Ultraschallbild nicht präzise genug zu sehen. Das kann nur die Computertomographie.«

»Zu der Sie mir dringend raten, wie man Ihnen empfohlen hat.«

Die Ärztin sieht mich lange an:

»Sie sehen das richtig. Man ist besorgt um Sie. Das sollten Sie achten und sich nicht quer stellen. Es geht um Ihre Gesundheit. Wenn wir jetzt etwas übersehen, sind Sie in ein paar Wochen wieder hier. Überlegen Sie gut, ob Sie das riskieren wollen.«

Ich bedanke mich bei der Ärztin, die sich Zeit genommen hat und mir erklärt hat, was ich zur Entscheidungsfindung wissen muss.

Dennoch belastet es mich schwer. Ich habe die vielen Injektionen, das ständige Blut abnehmen, die vielen Medikamente in Form von Chemie und meine Schwäche so satt. Ich sehne mich nach meinem normalen Leben.

Aber eben dazu muss der Bauch zu.

Warum reicht denn Ultraschall nicht aus?

Es war doch nichts!

Muss man nicht mit einem Restrisiko immer leben?

Ich will nicht in die Röhre! Ich will nicht!

113

Schließlich rede ich mit meinem Bauch. Lange. Er bestätigt mir, dass er völlig gesund ist. Kein Entzündungsherd mehr.

De Schulzen ist unruhig. Sie hat wenig Geduld mit sich selbst. Als sie den Stationsarzt, der mal nach uns schaut, erwischt, belagert sie ihn:

»Wie lange dauat det hia so mit mia?«

»Das kann ich nicht so genau sagen. Knappe Woche, wenn alles gut geht.«

»Wat soll denn nich jut jehn?! Is doch allet im Lot! Sehn Se zu, det Se mia bald uff de Beene stelln. Meine Kneipe wartet uff mia. Ohne Chefin löft da nischt!«

Der Stationsarzt versprach es und empfahl, de Schulzen auf Diät zu setzen. Aber da hatte er die Rechnung ohne den Wirt gemacht. Sie polterte los: »Diät? Wo ick so krank bin? Kommt nich in die Tüte! Ick esse, wat mia schmeckt, damit ick uff de Beene komme. Diät – könn'Se vajessn!«

Der Stationsarzt versuchte es im Guten: «Gerade weil Sie schnell gesund werden sollen, wäre doch eine leichte Diät sehr förderlich für Ihre Gesundung.«

»Wat heißt hia leicht? Hungern lassn wollta mia! Und det füa det ville Jeld, wat man so einzahlt inne Kasse. Nee, mach ick nich mit!«

Damit war das Thema erst einmal vom Tisch.

Als der Stationsarzt das Zimmer verlassen hatte, sagte ich ganz vorsichtig:

»Ich finde, Sie sollten das alles wirklich gut überlegen. Der Stationsarzt hat so seine Erfahrungen. Vielleicht heilt Ihre Wunde doch besser, wenn Sie ihm folgen. Probieren Sie es doch einmal. Vielleicht schmeckt es ganz gut – und hilft!«

Sie brummte etwas. Überlegte. Dann sagte sie:

»Nee, det is nischt for mia. Ick habe jesehn, wat Sie so essen müssen. Pfui, Deibel!«

»Aber sie hat es doch mit der Bauchspeicheldrüse«, sagte Frau S. »Das ist doch was ganz anderes. Da muss sie so essen. Sie kriegen bestimmt was viel Besseres.«

»Probieren Sie es doch mal«, drängte ich. »Nein sagen können Sie dann immer noch.«

De Schulzen lachte ihr dröhnendes Lachen und sagte: »Na, jut, probiern wa es, wo iha mia alle so drängelt.«

Abends schaut die nette Ärztin vom Ultraschall noch einmal nach mir. Sie will mir Mut machen, zu unterschreiben und auf Nummer Sicher zu gehen. Sie redet lange mit mir. Auch meine beiden Zimmerkameradinnen reden mir gut zu. De Schulzen sagt:

»Sehn Se det ma jelassen. Wo Se schon so ville hinta sich habn. Ranjeklotzt un nich jezittat!«

Dann kommt der Narkosearzt, den ich schon kenne und verspricht, mir die Venüle selbst zu setzen und mir durch eine Beruhigungsspritze die Angst vor der Röhre zu nehmen.

Letztendlich stimme ich zu, nachdem auch noch unser Hausarzt und Freund angerufen und dringend zugeraten hat.

Alle geben sich so viel Mühe mit mir. Es wäre unanständig, es nun nicht durchzustehen.

Aber ich habe Angst. Und ich habe nur zugestimmt, weil es alle so wollen. Eigentlich will ich es nicht.

Ich habe ein Geheimnis, das ich niemandem anvertraut habe. Die Methode der Selbstheilung, von der ich gelesen habe, habe ich täglich trainiert. Ich habe den Eindruck, dass ich deutliche Signale aus meinem Bauch über sein Befinden erhalte. Und so bin ich der festen Überzeugung, dass das stimmt, was mein Bauch mir anvertraute: »Ich bin gesund! Es gibt keinen Entzündungsherd mehr. Alles ist in Ordnung.«

Aber wem könnte ich das sagen?

Alle würden mich für nun völlig übergeschnappt halten.

Und so nehmen denn die Dinge ihren Lauf wie vorgesehen.

Die Prozedur ist weniger dramatisch als von mir befürchtet. Ich überstehe alles gut.

Der Befund: alles in Ordnung.

115

Mein Bauch ist schadenfroh: Habe ich Dir das nicht gesagt! Warum glaubst Du mir nicht?

Ich glaube Dir ja. Ich bin sehr froh und erleichtert.

Endlich kannst Du, lieber Bauch, zugenäht werden!

Am nächsten Morgen ist es dann so weit.

Ich bin sehr aufgeregt. Meine beiden Zimmerkameradinnen reden mir gut zu. Das hilft mir sehr. Es nimmt ein wenig die Angst.

Der Stationsarzt fragt mich bei der Visite, ob ich Lokalanästhesie oder Vollnarkose möchte. Ich will eine Vollnarkose, weil ich nicht miterleben will, dass sie mich wie eine Weihnachtsgans zunähen und dabei vielleicht alberne Sachen reden. Außerdem sind mir Narkosen bisher gut bekommen. Da ich die ganze Prozedur mehrmals erlebt habe, ist meine Angst gering. Die Freude darauf, endlich wieder einen normalen Bauch zu haben, wiegt alles andere auf.

Als ich wieder zu mir komme, liege ich in einem mir völlig unbekannten Zimmer.

»Sie wurden verlegt. Ihre Sachen haben wir mitgenommen,« teilt man mir lakonisch mit.

Aber das interessiert mich im Moment sehr wenig. Der Verband auf meinen Bauch ist deutlich kleiner geworden – aber die Schmerzen sind größer. Sie sind sogar sehr groß. Ich habe Mühe, ganz still zu liegen und mir nichts anmerken zu lassen. Mir wird ganz übel vor Schmerz. Warum tut das nur so weh?

Als eine junge Schwester ins Zimmer kommt, gebe ich deutliche Zeichen, die sie zum Glück auch versteht. Sie sagt leise:

»Sie haben Schmerzen, ich weiß. Ich hole Ihnen jetzt eine Spritze.«

Ich nicke erleichtert, bin dankbar für die Spritze, fühle, wie die Schmerzen nachlassen. Erschöpft schlafe ich ein.

»Die schläft ja immer noch«, höre ich jemanden sagen.

»Lasst sie. Dann hat sie weniger Schmerzen.«

»Ja, lasst mich schlafen«, denke ich und schlafe weiter.

Dies ist nun hoffentlich die letzte Station zu meiner Genesung.

Außer mir liegt eine noch junge Frau mittleren Alters mit deutlichem Übergewicht im Zimmer, die an der Galle operiert werden soll. Sie macht einen aufgeweckten Eindruck und erzählt mir, dass sie in geordneten Verhältnissen lebt und sich vor der Operation eigentlich nicht fürchtet. Sie hat nur Sorge um ihren Mann, der so sensibel und heikel ist. Ich soll ihn ermuntern und behutsam mit ihm umgehen, wenn er kommt.

Typisch Frau, denke ich. Da sorgt sie sich weniger um sich selbst als um ihren gesunden Mann. Wie kommt es nur, dass wir immer noch so denken?

Ich suche das Fenster. Ich suche meine Bäume. Beides ist hinter mir. Mein Bett steht in einem Zweibettzimmer und so, dass ich einen hässlichen braunen Schrank angucken muss. Das halte ich nicht aus. Als gegen Mittag die Betten gemacht werden, bitte ich sehr höflich darum, mein Bett zum Fenster zu drehen. Ich sehe deutlich, dass die ältere Schwester darüber nicht erfreut ist, dennoch tut sie wie erbeten. Aber sie kann sich nicht enthalten zu sagen:

»Vielleicht bestimmen die Patienten jetzt, wie und wo sie liegen!«

›Vielleicht wäre das ganz gut so‹, denke ich, aber laut reagiere ich nicht darauf.

Mein Bauch tut weh. Lasst mich in Ruhe! Ich lege beide Hände auf den schmerzenden Bauch und rede mit ihm. Eindringlich bemühe ich alle meine Selbstheilungskräfte und beschwöre meinen Bauch, zu glauben, dass er schon fast gesund ist und dass die Schmerzen nun vorbeigehen werden. Immer wieder sage ich zu ihm:

»Bäuchlein, dir geht es gut. Du wirst gesund. Du tust nicht mehr weh. Du hast alles gut überstanden. Es geht uns von Minute zu Minute besser. Es geht uns gut. Es geht uns gut. Es geht uns gut.«

Nach einer Weile beruhigt er sich. Die Schmerzen lassen nach.

Jetzt wieder ein wenig schlafen.

Gut.

Es geht mir gut.

117

Als ich erwache, steht die Aktendeckeldame, die ich schon kenne, triumphierend vor mir:

»Ich freue mich, dass es Ihnen wieder besser geht. Ich habe veranlasst, dass Sie als Privatpatientin nunmehr in einem Zweibettzimmer liegen. Ich hoffe, dass Sie zufrieden sind. Ordnung muss schließlich sein!«

Ich gönne ihr den Triumph. Wenn sie denkt, dass es für die Ordnung in der Welt des Krankenhauses so sein soll, dann soll es eben so sein. Deshalb bedanke ich mich artig bei ihr, die höchstzufrieden den Ort ihres Triumphes verlässt.

Am Abend kommt der sensible und heikle Mann. Er ist auffallend gut gekleidet, man sieht es sofort: Markenklamotten, Krawatte, teure Schuhe. Man sieht auch, dass er wert darauf legt, dass es jeder bemerkt.

Ich habe beobachtet, dass viele Männer mit dem Kranksein ihrer Frauen Probleme haben. Sie können nur schlecht damit umgehen. Es sind jene, die es gewohnt sind, dass der Alltag von ihren Frauen perfekt organisiert und bewältigt wird. Alles muss funktionieren. Diese Männer stehen bei der Erkrankung ihrer Frauen vor einem nicht mehr funktionstüchtigen System, vor einem Berg unbekannter Arbeiten im Alltagsdasein, die sie nicht beherrschen. Sie reagieren unterschiedlich darauf: hilflos, planlos, aggressiv oder auch problemorientiert. Manche wachsen über sich hinaus und bewältigen die ungewohnte Arbeit. Das sind aber die wenigsten. Und zu denen gehört der gut gekleidete Herr sicher nicht. Er reagiert hilflos und aggressiv. Die Krankheit seiner Frau bringt ihn aus der Fassung. Sie ist ihm lästig, wie auch der Krankenhausgeruch nur negative Gefühle auslöst. Sein einziges Bestreben in dieser für ihn unrühmlichen Situation: Kraft und Stärke zeigen. Zeigen, wer man ist. Schließlich ist man ja wer! Und so rückt der sensible und heikle Mann sich in Positur und setzt sich auf den bereitstehenden Besucherstuhl. Seiner Frau tätschelt er das Patschhändchen und regt sich dann auf, dass der Operationstermin verschoben werden musste:

»Das halte ich nicht aus! Warum bestehst du nicht auf dem Termin? Man hat ihn dir doch zugesagt! Was ist das überhaupt für ein Durcheinander hier. Ich werde mich beim Chefarzt beschweren!«

»Nein, bitte, tu es nicht. Es wird seine Gründe haben, wenn sie Termine verschieben.«

»Das ist mir egal. Termin ist Termin. Ich bestehe darauf. Schließlich bezahlen wir einen Haufen Geld als Privatpatienten.«

In diesem Moment betrat der Stationsarzt das Zimmer. Freundlich fragte er:

»Nun, wie geht es Ihnen?«

Ehe eine von uns antworten konnte, wetterte der Sensible los. Der Stationsarzt blieb ganz ruhig und sagte, ehe er das Zimmer verließ:

»Ich nehme Ihre Meinung zur Kenntnis. Ich habe Ihnen erläutert, dass wir wegen eines Notfalls verschieben mussten. Wenn Sie das nicht akzeptieren können, steht es Ihnen frei, sich zu beschweren.«

Die gute Stimmung ist dahin. Negative Denkstrukturen haben sie zerstört. Und nicht nur das. Sie stören auch den Genesungsprozess. Dieser Kerl stört! Ich denke, dass die Frau es hier schwer haben wird. Ihr Sensibelchen hat ihr große Probleme gemacht. Kein Wunder, dass sie bei diesem Mann krank geworden ist.

Aber sie entschuldigt ihn noch:

»Sie müssen das verstehen. Er hat solche Angst um mich. Er ist eben so sensibel.«

Am nächsten Morgen wird die Frau von dem sensiblen Mann an der Galle operiert und in ein anderes Zimmer verlegt.

Ich bin aber nur kurze Zeit ganz allein. Der Neuzugang ist eine muntere junge Frau mit vielen Blessuren und mehreren Brüchen des rechten Armes: ein Verkehrsunfall. Sie wurde schon medizinisch versorgt und war der Notfall vom Vortag.

Als sie ins Zimmer gerollt wird, ist sie bei vollem Bewusstsein. Man merkt es an der Lautstärke ihrer Rede:

»Wann kommt denn hier mal einer?! Ich habe Durst.«

Da ich mit meinem schmerzenden Bauch noch nicht wieder gut

aufstehen kann, empfehle ich der jungen Frau nach der Schwester zu klingeln.

Die Schwester kommt sofort und bringt uns beiden Wasser, das man hier in jeder gewünschten Menge und kostenlos erhält.

Ich sehe mir meine neue Zimmernachbarin genauer an. Sie ist ein hübsches junges Mädchen von vielleicht zwanzig Jahren mit modischer Frisur und etwas greller Schminke. Ein offenes, fröhliches Gesicht, schlanke Figur, ohne Magerkeit. Es fällt mir eigentlich immer – schon aus beruflichen Gründen – leicht, junge Leute so zu akzeptieren, wie sie sind und schnell Zugang zu ihnen zu finden. Das möchte ich auch hier.

Da die junge Frau nach dem Genuss des Wassers erst einmal ihre Ruhe haben will, schlafen wir beide friedlich. Ich denke, dass uns das gut tut.

Nach dem Mittagessen, das als Wahlessen angeboten wird und wirklich gut ist, will sie mit mir reden:

»So ein blöder Unfall! Verdirbt einen den ganzen Urlaub! Wollen Sie wissen, wie es passiert ist?«

Hier interessiert einen alles. Ich freue mich über diese erste Kontaktaufnahme und sage ihr zugewandt und nickend:

»Klar. Erzählen Sie!«

Da unsere Betten nun so stehen, dass wir einander ansehen können, beginnt sie, ermuntert und mit dem nicht verletzten Arm gestikulierend, zu erzählen:

»Wir wollten in Dänemark Urlaub machen. Hatten uns, zehn Mann, einen Bungalow gemietet. Kurz vor Ribe passierte es dann. Wir fuhren in Kette mit acht schweren Maschinen, meine, eine Kawasaki. Haben Sie eine Ahnung, was für eine tolle Maschine das ist? Absolute Spitze! Man kann zweihundert Sachen damit fahren.«

»Und stürzen.«

»Quatsch! Doch nicht wegen der Geschwindigkeit! Die muss sein, sonst hast du keinen Kick! Aber es wäre ja nichts passiert, wenn nicht so ein blöder Mercedesfahrer, auch noch im Kabriolett, uns dauernd provoziert hätte! Fährt mit seinem blöden Auto doch an uns vorbei!

Das kann man sich doch nicht bieten lassen! Eine Kawasaki mit einem blöden Kabrio überholen! Lächerlich!«

Voller Empörung haute sie mit dem Arm auf die Bettdecke, schrie aber sogleich vor Schmerz auf. Der gebrochene Arm ließ nicht mit sich spaßen.

Mürrisch sagte sie dann:

»Ich habe keine Lust mehr. Vielleicht erzähle ich später weiter.«

»Bitte, erzählen Sie doch weiter. Mich interessiert, wie Sie so schnell aus Dänemark nach Potsdam kamen.«

»Interessiert Sie das wirklich?«

»Unbedingt!«

»Na, gut. Also nach dem Unfall war gleich die dänische Polizei da und nahm alles auf. Krankenwagen waren auch da. Aber ich wollte um keinen Preis in ein dänisches Krankenhaus.«

»Warum denn nicht? Dachten Sie, dass dänische Krankenhäuser nicht so gut sind wie unsere?«

»Nein. Das war es nicht.«

Denkpause.

Dann sage ich leise:

»Sie wollten einfach nach Hause.«

Sie nickt.

Ich kann das alles verstehen. Bei aller Großmäuligkeit und allem Erwachsensein – wenn es eng wird, will man nur ganz schnell nach Hause. In die sichere Burg, den Hort der Geborgenheit. Nichts fürchtet man – verletzt – so sehr wie Fremdes, Unbekanntes, da man sich wehr – und hilflos fühlt. So muss es auch der jungen Frau ergangen sein.

Und so sage ich weiter zu ihr:

»Aber wie kamen Sie mit gebrochenem Arm so schnell hier her?«

»Mein Freund Nico rief mir ein Taxi.«

»Waaaas?«

»Na, ein Taxi. Geld hatte mir mein Vater doch genug gegeben. Ich wollte einfach zurück. Und nun bin ich hier.«

»Und wer hat Sie begleitet?«

»Wieso begleitet? Ich bin doch kein Baby!«

»Na, das ist schon toll,« sage ich. »Mit dem Taxi ganz allein aus Dänemark nach Potsdam. Man lernt doch nie aus!«

»Meine Maschine ist im Eimer. Totalschaden. Wenn das der Alte hört, tobt er. Und nun habe ich keine Lust mehr zu erzählen.«

Mir war es recht, denn den Rest konnte ich mir lebhaft vorstellen. Dazu braucht man wenig Fantasie.

Der Nachmittag ist wieder brütend heiß.

Mit meiner neuen Zimmerkameradin langweile ich mich ein wenig. Sie interessiert sich außer für Motorräder für nichts. Und ich interessiere mich außer für Motorräder für ziemlich alles. Da haben wir wenig Gesprächsstoff.

Ich beschließe, trotz meines noch schmerzenden Bauchs, doch aufzustehen und mal auf den Fluren das Neueste zu erfahren.

Zu meiner Freude begegnet mir Frau S. – eifrig mit zwei Gehhilfen humpelnd. Sie ist froh, dass sie in zwei Wochen entlassen wird, weil ihr Fuß so gut heilt und Magen und Darm in Ordnung sind. Der Schwiegersohn hat in einem Feriencamp, unter dem sich Frau S. wenig vorstellen kann, eine Zeitarbeit gefunden. Sie sagt:

»Es wird schon alles werden. Hauptsache, die Familie bleibt zusammen.«

Hoffnung ist doch immer das, was bleibt und uns aufrecht hält. Deshalb nicke ich ihr zustimmend zu und begleite sie ein wenig auf dem Korridor:

»Und wie geht es unserer Schulzen?«

»Ich weiß nicht.«

»Ist sie denn schon entlassen worden?«

»Nein. Das ist eine lange Geschichte.«

»Erzählen Sie!«

Und Frau S. erzählt:

»Es war gestern Nacht. Am Tag ging es ihr plötzlich schlechter. Sie redete nicht mehr. Und das will ja bei ihr etwas heißen, wie Sie wissen. Dann bekam sie Fieber.. Nachts hörte ich sie röcheln und stöhnen. Ich bekam es mit der Angst und rief per Knopfdruck die Nachtschwester. Die kam auch sofort. Und dann ging alles ganz schnell. Sie wurde auf die Intensivstation gebracht. Und da liegt sie noch. Lungenentzündung. Beidseitig. So sagen die Ärzte. Mehr weiß ich auch nicht.«

»Kann man sie besuchen?«

»Ich glaube nicht.«

Ganz für mich entschließe ich mich, auf der Station nachzufragen. Die Stationsschwester sagt mir, indem sie still, aber entschieden ablehnt: »Sie können nicht zu ihr. Es geht ihr nicht gut. Wir haben sie in ein künstliches Koma gelegt. Sie wissen ja aus Erfahrung, was das bedeutet.«

Mein Herz schlägt wie ein Hammer. Und ob ich weiß, was das bedeutet. Lebensgefahr! Automatisch falte ich die Hände und sende ein Stoßgebet gen Himmel mit der Bitte, dieser Frau, die so voller Leben ist, zu helfen.

Wie sehr aber würde die Frau auch um ihr Leben kämpfen müssen. Sie tat mir so leid. Wie gern hätte ich ihr geholfen. Aber das mussten andere tun. Und ein gütiges Schicksal! Mächte der Erde und Geister des Lebens, steht ihr bei!

Ich beschließe, um auf andere Gedanken zu kommen, der Frau mit der Gallenoperation schnell noch einen Besuch zu machen. Sie freut sich sehr, als sie mich sieht. Es ist ihr anzumerken, dass sie alles gut überstanden hat. Aufgeräumt sagt sie:

»Wissen Sie, hier versteht mich keiner so richtig. Mein Mann ist nun mal so sensibel und heikel. Man muss Rücksicht nehmen. Wir haben keine Kinder, wissen Sie. Und da dreht sich nun mal alles um ihn. Außerdem hat er es verdient, nach so einer Kindheit.«

Ich habe genug. Länger kann ich das nicht mit anhören!

Nachts denke ich, als ich nicht schlafen kann, an de Schulzen. Nie hätte ich gedacht, dass dieses Prachtweib, bei der die Wunde ganz schnell und gut zu heilen begann, so schlimm erkranken würde. Beidseitige Lungenentzündung. Künstliches Koma. Das war wirklich ernst.

Der Engel des Todes stand nun auch an ihrem Bett. Würden seine schwarzen Schwingen sie nur streifen? Würde der Tod an ihr vorübergehen? Oder würde ihr Lebenslicht erlöschen?

»Nein! Nein!« schrie es in mir. Nicht diese Frau! Sie hatte so große Pläne! So viele Ideen. Das Leben lag doch noch wie ein aufgeschlagenes Buch vor ihr. Du, Tod, darfst doch dieses Buch nicht einfach zuschlagen! Dieses Leben kann doch nicht in der Mitte aufhören! Ohne Schluss! Ohne sinnvolles Ende! Sei gnädig und gib ihr noch Zeit! Bitte! Bitte, gib ihr noch Zeit!

Ich faltete meine Hände wie ich es seit der Kindheit nicht mehr getan habe und flehte um Gnade für diese wunderbare Frau. Aber der Tod antwortete mir nicht. Er blieb stumm. Nur Stille. Sonst nichts.

Am nächsten Morgen beschloss ich: Du musst unbedingt zu ihr! Sehen, wie es ihr geht, ob es ihr besser geht. Ich ging, so schnell ich konnte, die eine Treppe runter zur Intensivstation. Von großer Sorge getrieben. Als man mir die Tür nach meinem Klingeln öffnete, erkannte ich meinen ersten Pfleger, der mich betreut hatte, als es mir so schlecht ging, dass ich nicht einmal die Zahnbürste halten konnte, wieder. Er erkannte mich auch und sagte: »Oh, guten Tag. Sie sehen ja schon viel besser aus! Nicht wiederzuerkennen! Und laufen können Sie auch schon. Prima!«

»Ja, danke, mir geht es auch gut. Deshalb komme ich nicht. Ich würde Sie gern etwas fragen.«

»Nur zu.«

»Bei Ihnen liegt eine Frau Sch. Sie war meine Zimmerkollegin. Lungenentzündung. Künstliches Koma. Ich mache mir solche Sorgen. Können Sie mir sagen, wie es ihr geht?«

Der Pfleger sieht mich lange an. Schweigt.

»Bitte, ich muss es wissen!«

»Ich darf nicht darüber reden.«

Ich bettele: »Bitte. Ich muss es wissen. Sie kennen mich doch. Diese Ungewissheit ertrage ich so schlecht. Bitte!!!«

»Ich darf Ihnen nichts sagen! Auch nicht ganz im Vertrauen!«

»Aber nicken dürfen Sie doch?«

»Ja.«

»Geht es ihr besser?«
Kopfschütteln.
»Darf ich zu ihr?«
Kopfschütteln.
»Sie lebt aber ...«
Ein sehr trauriger Blick.
»Sie ... ist sie ... gestorben?«
Kopfnicken. Dann sagt er leise:
»Heute nacht.«
»Danke.«
Still ging ich und setzte mich auf einen der Hocker im Flur.

Da gab es also de Schulzen, die lebenslustige, humorvolle Frau nicht mehr. Deshalb hat mir der Tod nicht geantwortet. Es gab nichts mehr zu sagen. Alles war längst entschieden. Das Lebenslicht der fröhlichen Frau, die so gern noch leben wollte, war erloschen. Man konnte nichts tun. Kein Gebet, kein Flehen halfen mehr. Der strenge Tod hatte entschieden. Sein Urteil war endgültig. Das Ende ist gültig. Es gibt kein Zurück.

Diese Frau existierte nur noch in Gedanken derer, die sie kannten. Ich lehnte mich gegen die kühle Wand und schauderte, als ich daran dachte, wie nahe ich auch diesem Schicksal gewesen war.

Warum war sie nur gestorben?

Sie war doch nicht alt!

Sie war stabil und lebensfroh, gewaltig und kräftig. Stark.

Wie kann ein solcher Mensch so schnell sterben?

Wo war ihre Lebenskraft geblieben?

Wie würde ihr Mann ihren Tod bewältigen? Ich höre ihn noch sagen: »Ja, mein Mäuschen.« Er liebte sie so.

Wie ungerecht das Leben war – und der Tod. Da blies ihr der Tod einfach das Lebenslicht aus. Willkürlich. Wie es uns scheinen mag – ohne Sinn und Verstand. Und so ungerecht!

Aus.

Vorbei.

Nichts geht mehr.

Ein Ende ist ein Ende.

Endgültig. Das Ende ist gültig. Es gilt.

Der Tod hat das letzte Wort.

Ich bin sehr traurig. Auch, weil ich meinen Kummer mit niemandem teilen kann.

Auf einem Stuhl auf dem Flur hockend, überdenke ich mein Geschick:

Wie viel Glück hatte ich doch! Wie viel Gnade erwies mir der unerbittliche Tod. Er erlaubt mir weiter zu leben. Ganz gesund zu werden. Welch ein Geschenk!

Immer noch bedrückt, erlebe ich, in mein Zimmer zurückgekehrt, sogar zum ersten Mal, dass ich mich schlecht ablenken kann. Die Traurigkeit ist mir in den Bauch gefahren. Er beginnt zu schmerzen. Ich fühle mich elend.

Ich denke: Du musst wieder zu positiven Gedanken finden! Traurigkeit hilft keinem. Wie immer soll die Literatur mir helfen. Ich nehme ein Buch. Günther Grass »Im Krebsgang«. Aber diese Geschichte vom Untergang des Flüchtlingsschiffes »Wilhelm Gustloff« kurz vor Kriegsende 1945, die Schicksale von Menschen bis in die Gegenwart bestimmt und ein Hin und Her von Vergangenheit und Gegenwart ist, erweist sich jetzt als nicht geeignete Lektüre für mich. Entnervt lege ich das Buch zur Seite. Heute bin ich uneins mit mir selbst – zum ersten Mal!

Auf der Seite liegend, durchstöbere ich meine drei Stapel: Welche Lektüre ist jetzt die richtige? Ein Bildband über die Schlösser der Loire, die wir im vergangenen Jahr bereisten? Das war wunderbar und würde positive Gedanken geben, aber das Buch ist zu groß, zu schwer und umfangreich.

Etwas Kleines, Schönes, Mut gebendes sollte es sein. Hier ist das Richtige gefunden: »Der kleine Prinz« von Antoine de Saint-Exupery. Diese Geschichte liebe ich sehr und habe sie auch bei Wertediskussionen im Seminar verwendet. Besonders eindrucksvoll ist immer wieder für mich die Geschichte von der Zähmung eines Wüstenfuchses. Der kleine Prinz, der von einem anderen Planeten auf die Erde kommt und sehr traurig ist, will mit dem Fuchs spielen. Dieser aber sagt, dass er nicht mit ihm spielen könne, weil er nicht gezähmt sei. Zähmen heißt aber, sich vertraut machen, Vertrauen erwerben.

1960 schenkte mir meine damals beste Freundin, mit der ich nächtelang über den Sinn des Lebens zu diskutieren pflegte, dieses Buch. Die Widmung entspricht ganz ihrem etwas kapriziösen Charakter:
Lebe Dein Leben so, dass Du ohne zu erröten im Hades erscheinen kannst!
Wobei die Frage bleibt:
Kann man im Reich der Schatten Farben sehen?
Die Geschichte vom kleinen Prinzen hat mich all die Jahre begleitet, denn sie ist auch ein Stück Menschheitsgeschichte. Der ewige Wunsch, die Sehnsucht des Menschen nach Liebe, Vertrauen, Freundschaft, aber auch nach Verantwortung für diese Welt und das eigene Schicksal.
Die ständig aktuelle Frage bleibt: Wie soll ich leben? Was ist in meinem Leben für mich und andere bedeutsam? Wie kann ich Liebe und Vertrauen erwerben und schenken? Wem? Für wen und was bin ich bereit, Verantwortung zu übernehmen? ...
Vertrauen zu erwerben, zu zähmen, bedeutet, unendliche Geduld mit sich selbst und anderen Menschen zu haben, Zuneigung und Nähe zuzulassen und unbedingte Verlässlichkeit zu zeigen. Nur daraus erwächst Vertrauen – und vielleicht Freundschaft, die ein kostbares Gut ist.
Ich habe Freunde. Gute Freunde. Unerlässlich für mich. Nicht austauschbar. Freundschaften, die sich in vielen Jahren und in den Stürmen der Zeit bewährt haben, ohne die mein Leben viel ärmer wäre.

Nachdenklich, aber auch merkwürdig ruhig geworden, legte ich das schmale Bändchen aus der Hand. Wie oft hatte ich als Abschiedsgruß meinen jungen Lehrern diese Worte mit auf den Weg ins Berufsleben gegeben! »Du bist verantwortlich!« Wie oft hatte ich gehofft, dass sie

127

sie nicht vergessen mögen und ihrem eigenen Leben Sinn und Richtung geben und die ihnen anvertrauten Kinder hegen und ihnen Halt und Zuversicht schenken.

Grübelnd liege ich und erinnere mich an die vielen Telefonate mit meinen jungen Leuten, die mich immer froh stimmten. Dennoch wird mir die Zeit bis zum Abend etwas lang. Ich glaube, dass das dennoch ein gutes Zeichen ist! Solange ich richtig krank war, hatte ich viel zu tun mit der Sorge zu überleben. Das füllte meine Tage und Nächte aus. Jetzt habe ich Freiräume – und nur einen Wunsch: Ich will nach Hause! Ich habe das Krankenhaus satt!

Genug!

Bei der nächsten Visite nehme ich all meinen Mut zusammen und frage danach.

Der Stationsarzt runzelt die Stirn:

»Ihnen geht es wieder mal nicht schnell genug. Zuerst müssen die Fäden gezogen werden. Und dann müssen wir sicher sein, dass sich die Wunde nicht entzündet. Solange müssen Sie schon noch hier bleiben.«

Ich bin enttäuscht. Traurig. Am liebsten würde ich losheulen. Aber selbstverständlich geht das nicht. Disziplin, meine Liebe! Also schlukke ich meine Enttäuschung runter und lenke meine Gedanken auf etwas Erbauliches. Immer, wenn ich besonders traurig bin, zwinge ich meine Gedanken in eine ganz andere Richtung, um mit der Traurigkeit fertig zu werden. Ich wähle etwas, was mir wieder Zuversicht und Kraft gibt. Eine schöne, heitere Geschichte.

Ich schlage das Buch auf mit der Vorfreude auf den Lesegenuss. Leichte Kost natürlich. Curt Goetz' wunderbare Geschichte, Autobiographie »Die Memoiren des Peterhans von Binningen.« Dieses Buch ist ein Talisman. Ich habe es immer guten Freunden mitgegeben, wenn sie ins Krankenhaus mussten. Dieser Talisman sollte Glück bringen und schnelle Genesung. Nun auch mir.

Es amüsiert mich immer wieder, mit welcher Leichtigkeit Curt Goetz zu erzählen vermag. Die Sprache ist so erfrischend, vermittelt komische Bilder, die Geschichten sind so fröhlich. Ich muss laut lachen.

Meine Zimmergefährtin interessiert, worüber ich so lache.

»Soll ich Ihnen etwas vorlesen?«

»Ja, klar.«

Ich lese ihr die Episode vor, in der Peterhans mit seinem Professor nach bestandenem Abitur berät, was nun aus ihm werden soll. Soll er nun Schauspieler oder Mediziner werden?

»Wissen Sie, er ist zwar kein Mediziner geworden, aber Curt Goetz war während seines ganzen Lebens auf der Suche nach der Mikrobe der menschlichen Dummheit. Er fand sie nicht, aber er begegnete ihr und entwaffnete sie mit Humor. Humor – in Deutschland eine seltene Gabe.«

Sie schweigt.

Ich versuche es noch einmal:

»Vielleicht haben Sie Verfilmungen von Texten des Curt Goetz im Fernsehen gesehen? Vielleicht »Das Haus in Montevideo« oder »Hokuspokus« oder »Dr. med. Hiob Prätorius?«

»Neee«

Ich bin immer noch nicht entmutigt, versuche es noch einmal: erzähle ihr noch einiges mit Mimik und Gestik untersetzt, z.B. die Episode, die bei der Hamlet-Aufführung während seines ersten Bühnenengagements in Rostock geschah.

Ich habe mir das häufig vorgestellt und finde es immer wieder urkomisch:

Der junge Curt Goetz in seiner ersten Rolle. Er sollte in Shakespeares »Hamlet« den Geist von Hamlets Vater spielen, also einen alten, dazu noch toten Helden und König, der in metallener Rüstung aus dem Totenreich kommt, um seinem Sohn die schlimme Kunde seines Mordes zu bringen. Für einen Anfänger – schon stimmlich – eine nicht leichte Aufgabe.

Wie aufgeregt muß er gewesen sein! In der ständigen Sorge, seinen Text nicht so zu bringen, wie alle von ihm erwarten, ihn sogar vielleicht nicht zu beherrschen! O Gott!

Im Zuschauerraum, der für diese Szene sicherlich ganz im Dunkeln liegt, wohliges Grausen und atemlose Stille. Mord – und Gruselgeschichten waren und sind zu allen Zeiten und immer beliebt.

Auf der Bühne nur spärliche – bläuliche Beleuchtung und Dunst – und Nebelschwaden. Auftreten des Geistes, d. h. der Geist erscheint durch eine Hebevorrichtung, aus der Unterwelt kommend – auf der Bühne. Atemlose Stille. Blecherne, aus dem Jenseits kommende, die Zuschauer erschauernde Stimme des Geistes. Entzücken des Regisseurs!

Der Höhepunkt der Szene: der Geist verschwindet lautlos und geheimnisvoll in Nebelschwaden gehüllt wieder im Jenseits. Aber – der Geist verschwand nicht. Aus irgendeinem Grund öffnete sich die Vorrichtung nicht. Verzweifelt wiederholte der Geist sein Stichwort. Nichts. Hinter der Bühne raufte der Regisseur sich die Haare. Man gab dem Geist deutliche Zeichen, doch endlich abzugehen, hinter den Vorhang, mein Gott! Als er endlich begriff, öffnete sich plötzlich die Vorrichtung – und der Geist polterte mit ungeheurem Lärm in seiner klapprigen blechernen Rüstung in die Tiefe. Totenstille im Publikum. Atemloses Entsetzen. So hatte man das noch nie erlebt!

Der junge Schauspieler war entnervt, glaubte, am Ende seiner Karriere zus ein, ehe diese begonnen hatte. Verzweiflung! Aber dem war nicht so! Die Kritiker hielten uni sono den Absturz des blechernen Helden in die Unterwelt für einen genialen Regieeinfall und den Darsteller für besonders begabt. Eine tolle Geschichte!

Ich stelle mir das immer wieder ganz bildhaft vor und kann über die Komik der Situation herzlich lachen.

Aber meine Zimmerkameradin findet das, soviel ich mich auch abmühe, weder komisch noch sonst irgendwie. Ich sehe an ihrer Körpersprache, dass das alles völlig »uncool« für sie ist.

Ich erreiche sie nicht. Ihre Welt ist nicht meine Welt.

Schade.

Am Nachmittag erhält meine junge Zimmergefährtin Besuch von ihrem Vater. Der ist ein bedeutend aussehender großer Mensch mit

Glatze und gepflegtem Bart. Er läuft nervös im Zimmer umher und erkundigt sich, ob seine Tochter auch alles hat. Als diese – seltsam ruhig und ein wenig eingeschüchtert – versichert, es ginge ihr wirklich gut, hat es der Bartträger eilig. Er verlässt fast im Laufschritt den Raum, nicht ohne zu versichern, dass er viel zu tun hätte, aber bald wieder käme.

Die Tochter sagt, nachdem er den Raum verlassen hat:

»Das ging ja noch mal gut! Er hat kein Wort gesagt zu meiner schrottreifen Kawasaki. Ich dachte schon, er würde eine seiner Moralpredigten halten. Die sind endlos, sage ich Ihnen. Unerträglich. Warum war er heute so menschlich und nachsichtig mit mir?«

»Vielleicht hatte er Angst um Sie.«

»Denken Sie? Das ist ja interessant. Der Alte hatte Angst. Das erlebe ich zum ersten Mal!«

»Vielleicht hat aber auch Ihre Mutter die Angst auf ihn übertragen?«

»Ich habe keine Mutter. Sie hat uns vor fünf Jahren verlassen. Na ja, nicht schade um sie.«

Ich sehe in das plötzlich verschlossene Gesicht der jungen Frau und denke, dass sie immer noch darunter leidet, von der Mutter im Stich gelassen worden zu sein. Denn das ist das Schlimmste, was man einem Kind antun kann. An ihrem Gesicht sehe ich auch, dass sie nicht weiter sprechen will. Sie liegt ganz still da und ist in sich gekehrt. Sicher nimmt sie sich nicht oft die Zeit, nachzudenken. Vielleicht fehlt ihr die Mutter heute besonders.

Am übernächsten Tag wird Chefarztvisite sein. Ich muss mir noch genau überlegen, was ich machen will. Denn mein Entschluss steht fest:

Ich will hier raus! So schnell wie möglich!

Heute hat man begonnen, die Fäden zu ziehen. Eine schmerzhafte Prozedur. Die Wunde verheilt schnell und gut. Kann man den Rest nicht von zu Hause aus machen? Schließlich ist unser Hausarzt auch unser Freund. Eine bessere Weiterbehandlung kann man sich doch kaum vorstellen!

Überzeugende Argumente, finde ich.

Ich will hier raus!

Jetzt bin ich ungeduldig. Es hält mich hier nichts mehr. Ich kann nicht länger bleiben. Es kribbelt überall vor Ungeduld.

Ich will zurück in mein Leben!

Ich will in mein Haus.

Ich will in meinem Garten.

Ich will zu meinen Lieben.

Ich will endlich wieder mein eigener Herr sein.

Ich will zurück zu meiner Arbeit mit meinen Leuten!

Als ich von einem Übungsgang auf dem Flur in unser Zimmer zurückkehre, liegt meine burschikose Zimmergefährtin gar nicht burschikos, sondern ziemlich jämmerlich in ihrem Bett. Sie hat verweinte Augen und hält ihr Handy verkrampft in der Hand. Natürlich weiß sie, dass Handys auf der Chirurgischen Station verboten sind. Aber daran hält sie sich nicht. Sie ist es nicht gewohnt – so wie viele Leute heutzutage – dass es Regeln gibt, die man wegen des besseren Zusammenlebens einfach einhält. Sie glaubt, dass es Regeln nur für andere gibt.

Aber sie hat Kummer, das ist nicht zu übersehen. Sicherlich Liebeskummer. In ihrem Alter das häufigste. Wie sie so elend daliegt, tut sie mir doch leid. Ich will ihr zu helfen versuchen. In diesen Dingen habe ich Erfahrungen manigfacher Art. Ich werde die Methode anwenden, die vielleicht erfolgreich ist. Also gehe ich langsam auf sie zu und setze mich still an ihr Bett. Durch meine Körpersprache signalisiere ich ihr, dass ich gewillt bin, aufmerksam zuzuhören. Aber sie beachtet mich zunächst nicht. Dennoch bleibe ich einfach sitzen. Lange sitze ich so ganz still neben ihr. Mein Bauch mahnt schon deutlich, dass er endlich wieder liegen will, als sie mir nun doch ihr verweintes Gesicht zuwendet. Sie sieht mich stumm an. Prüfend. Misstrauisch beäugend. Auch ich sage noch immer kein Wort.

Endlich bricht es wie eine Flut aus ihr heraus:

»Dieser Mistkerl. Dieser verfluchte Mistkerl! Scheißkerl! Dieser Haufen Dreck! Stinkender Kojote! Scheißhaufen!«

Sie holt Luft. Ich sage:

»Weiter!«

»Weiter?«

Ich nicke.

»Weiter! Immer weiter! Lassen Sie Ihre Wut raus!«

Da lacht sie laut los. Und dieses Lachen ist die Befreiung aus der Erstarrung und dem Zorn. Grinsend sehen wir einander an. Ich sage:

»Wollen Sie es mir erzählen?«

Und ich denke, dass sie eine der vielen Geschichten in immer neuen Varianten hat, die ich alle schon kenne. Es ist bis hierher eine von tausend Geschichten, die mich nichts angehen. Wenn sie mich aber ins Vertrauen zieht, wir einander »zähmen«, wird es eine einzigartige und ganz besondere Geschichte sein.

Und sie erzählt ihre Geschichte einer, ihrer, enttäuschten Liebe. Und die E-mail auf dem Handy, die sie in der Hand hält, ist so etwas wie ein Abschiedsbrief. Sie reicht mir das Handy. Ich lese:

»Bin jetzt mit Mandy zusammen. Gruß. Nico.«

»Das schreibt er, weil er zu feige ist, mit mir zu reden. Dieser Mistkerl, hat ja schnell eine andere. Ich kenne sie. Natürlich ein Flittchen.«

Ich nicke:

»Natürlich!«

»Das hätte ich nie von ihm gedacht. Wir waren doch so glücklich. Wir haben uns doch so geliebt.«

Und wieder heult sie laut und hemmungslos.

Es ist die alte Geschichte von der Liebe des einen und dem Verrat des anderen. Selten ist die Liebe beider Partner gleich stark. Immer wieder verlässt man und wird verlassen. Enttäuscht man und wird enttäuscht. Das Leben ist eben keine Einbahnstraße ins Glück. Jeder muss Lehrgeld zahlen.

Sie weint weiter. Es ist, als wenn Schleusentore sich öffnen. Sie weint lange und hemmungslos. Ich sitze still neben ihr und halte die gesunde Hand ganz fest in meiner. Es ist gut, dass sie so weinen kann!

Kummer muss aus der Seele geweint werden. Nur wer richtig traurig ist und seinem Kummer freien Lauf lässt, kann ihn bewältigen. Als sie sich endlich beruhigt hat, sage ich:

»Wie lange wart ihr denn zusammen?«

»Zwei Jahre. Das ist lange!«

Ich nicke.

»War er auch mit in Dänemark?«

»Natürlich. Eigentlich wollten wir uns auf dieser Tour mit der ganzen Clique verloben. Ich wollte meinen Vater vor vollendete Tatsachen stellen. Und ich hatte mir alles so toll ausgedacht. Das wäre eine Riesenfete geworden. Alles sollte so ein Spaß sein. Ich hatte mich so darauf gefreut.«

Oh, ich verstehe sehr gut. Dem Vater zum Trotz wollte sie sich heimlich verloben. Sie wollte es ihm so richtig zeigen! Und eine Riesenfete sollte es sein. Auch vor den anderen wollte sie glänzen. Das ganze Leben ein Scherz. Wer nimmt schon etwas ernst in der Spaßgesellschaft? Es musste nur der richtige Kick sein. Und jetzt?

Wieder schluchzt sie, fährt dann aber fort:

»Dann kam der Unfall dazwischen. Er hat mich in das Taxi gesetzt und versprochen, auf seiner Kawasaki bald nachzukommen. Er konnte schließlich die teure Maschine nicht allein lassen.«

»Aber Sie konnte er allein lassen?«

Denkpause.

Mir liegt auf der Zunge: Seien Sie froh, ihn loszusein. Aber ich sage es nicht.

Ich streichle ihre gesunde Hand und lächle ihr zu. Ich erspare mir Plattitüden wie: Das wird schon wieder. Die Zeit heilt alle Wunden, u.s.w.

Wir sehen einander nur an und verstehen uns.

Schließlich sagt sie:

»Was soll ich jetzt machen?«

»Wollen Sie ihm antworten?«

»Ich weiß nicht. Was gibt es da noch zu antworten? Oder?«

»Überschlafen Sie es! Der Morgen ist klüger als der Abend. Wir sehen morgen weiter.«

Sie nickt. Wenig später kommt unser Mittagessen. Und ich sehe erleichtert, dass es ihr schmeckt.

Bei der Chefarztvisite am nächsten Morgen schaut sich der stets korrekte, aber auch strenge Herr meine Wunde intensiv an. Er nickt. Da fasse ich Mut und sage:

»Können Sie sich erinnern? An meinem Geburtstag stellten Sie mir einen Wunsch frei. Den würde ich gern jetzt äußern: Ich will nach Hause.«

Er sieht mich kopfnickend an:

»So, so. Na gut, gesagt ist gesagt. Die Wunde verheilt ja wirklich gut. Sie müssten zur ambulanten Nachbehandlung noch ein paar mal her. Geht das?«

»Selbstverständlich. Kein Problem!«

»Wie wäre es in drei Tagen?«

Ich reiße die Arme hoch und jauchze vor Glück.

Der Chefarzt sagt:

»Und so was ist dem Tod erst vor ein paar Wochen von der Schippe gesprungen!«

Aber, lieber Herr Chefarzt, ich will ja gar nicht undankbar sein!

Ich weiß ja, dass ich vor allem Ihnen mein Leben verdanke.

Ich weiß auch, dass sich alle die größte Mühe mit mir gaben.

Ich danke ja allen von Herzen.

Aber ... Ich will in mein Leben zurück!

Ich will in das wirkliche Leben zurück!

Ich will zu meiner Arbeit zurück!

Laut frage ich:

»Und, Herr Chefarzt, was meinen Sie, wann werde ich wieder arbeiten können?!«

Der Chefarzt sieht den Stationsarzt an und nickt. Daraufhin sagt der:

»Das ist nicht so präzise zu sagen. Wenn nichts mehr dazwischen kommt, dann können Sie zum Beginn des kommenden Jahres wohl wieder arbeiten, vielleicht schon im Dezember.«

Ich nickte nur und bedankte mich artig für die Auskunft, wusste aber: Das ist zu spät! So lange kann ich, die Chefin, nicht abwesend sein. Das geht nicht. Mein Ziel: Oktober.

Das habe ich meinen jungen Leuten versprochen. Das muss ich halten.

Aber sagen kann ich es nicht. Sie würden mich sonst für übergeschnappt halten und vielleicht nicht so schnell nach Hause lassen. Also schweige ich. Denken kann man schließlich, was man will! Und ich will nach Hause. Das ist für mich im Moment das Allerwichtigste.

Endlich habe ich wieder etwas zu planen und zu organisieren!

Mein Mann, unser Hausarzt, meine Freunde – alle müssen angerufen werden.

Leute, ich komme nach Hause!!!

Ich habe es geschafft!

In drei Tagen bin ich wieder da!

Ich komme!

Meine Zimmergefährtin sagt nach der Visite zu mir:

»Ich habe mir alles überlegt. Ich lasse den Mistkerl sausen. Und antworten werde ich ihm nicht. Soll er nur warten. Das ist die Strafe! Wenn mein Vater heute kommt, werde ich mit ihm reden. Ich mache reinen Tisch!«

»Bravo!«

Ich spende ehrlichen Herzens Beifall. Wir sehen einander froh an. Und ich stelle fest, dass es doch mehr gibt, das uns verbindet, als ich dachte.

Meinen Rücktransport möchte ich gern durch meinen Mann absichern, in unserem lieben, bequemen, großen Auto mit Klimaanlage, in dem man die Sitze verstellen kann, so dass ich halb liegend heimwärts gefahren werden kann.

Ich will auf keinen Fall wieder in einem Krankentransporter nach Hause gebracht werden. Zu schlimm habe ich noch die Herfahrt in einem dieser Fahrzeuge im Gedächtnis. Da lag ich, halbtot, regungslos, fast besinnungslos und mutterseelenallein, auf einer Pritsche. Angeschnallt. Nach Vorschrift. Es war entsetzlich heiß in dem Auto. Und kein vertrautes Gesicht. Nichts, an dem man sich orientieren konnte. Nur glühende Mittagshitze. Klimaanlage gab es nicht. Über mir die offene Luke, durch die man ein Stück Himmel sehen konnte und manchmal ein paar Baumkronen, die tröstenden Schatten spendeten. Und der Rettungssanitäter war so entnervt, dass er mir nicht einmal einen Schluck Wasser anbieten konnte. Er war nur Aushilfe und völlig überfordert, schließlich war Urlaubszeit. Er versuchte mich damit zu trösten, dass wir ja bald da wären. Aber es dauerte für mich eine endlose Zeit! Wir rumpelten über unebene Straßen, fuhren mit eingeschalteter Sirene über die Autobahn, dann wieder über holperige Straßen. In meinem Dämmerzustand fühlte ich nur eines: Wenn nur diese Fahrt im Glutofen endlich zu Ende wäre! Wenn nur dieses Sirenengeheule endlich aufhören würde!

Nein, nicht noch einmal solch eine Fahrt!

Nachts konnte ich vor lauter Freude nicht schlafen. Ich war eigentlich in Gedanken schon zu Hause: ich steige vor unserem Haus langsam aus, begrüße meine Katzen, die wie immer würdevoll sich würden begrüßen lassen und erst eine Weile brauchen, bis sie sich entschließen, nun doch intensiv zu schmusen, teile die laute Freude unseres Hundes mit ihm – und begrüße unseren Garten, die vielen wunderbar blühenden Blumen, Sträucher und Bäume, die mein Mann mit großem Können und seinen Fähigkeiten zur kulturellen Gartengestaltung angelegt hat.

Unser Garten ist eine Komposition von Farbe und Schönheit nach Foersters Devise: Es wird durchgeblüht! Immer blüht in unserem Garten etwas, angefangen im Januar/Februar, wenn noch Schnee liegt, mit der gelb blühenden Zaubernuss über die Frühblüher wie Schneeglöckchen, Krokusse, Narzissen und Tulpen, die Sommerblumen wie

Rosen, Akelei, Sonnenblumen, Schneeball, dem bizarren Perücken-strauch, die in blauen Trauben blühende Glyzinie, Lonicera, Kolk-witzia mit rosa Blüten, den weiß blühenden Phyladelphus und Flox in allen Farben und vieles mehr bis zu den Herbstblühern wie späte Rosen mit ihrem besonders intensiven Duft, Chrysanthemen, Herbst-zeitlose, Herbstastern ...

Unser Garten ist während des ganzen Jahres ein Blütenparadies, in dem sich auch viele Tiere aufhalten, leben, sich wohlfühlen. Vor allem Vögel leben und brüten bei uns. Amseln, Stare, Rotschwänzchen, die geschwätzigen Spatzen u.a. Es erstaunt mich immer wieder, zu erle-ben, wie alle diese Tiere ihr Zusammenleben bewältigen und sich mit unseren Katzen arrangieren.

Wir haben sogar eigene Igel. Zwei, die wir vor drei Jahren im Herbst halb verhungert und frierend fanden. Wir brachten sie zunächst im Schuppen in einer großen Kiste unter und fütterten sie mit Katzen-futter, das sie willig annahmen. Als es zu kalt wurde, nahmen wir sie ins Haus: Mein Mann zog sich die dicken Gartenhandschuhe an und badete die Igel im Waschbecken. Sie waren sehr schmutzig und voller Ungeziefer, genossen aber das lauwarme Bad sichtlich. Auf Anraten des in der Nähe wohnenden Tierarztes entwurmten wir die beiden und brachten sie dann in einer geräumigen Kiste mit Heu und Zeitungspa-pier in der ungeheizten Gästetoilette unter. Nachdem sie sich noch ein paar Mal richtig satt gefressen hatten, hielten sie während des gan-zen Winters dort ihren Winterschlaf. Wir schauten ab und zu mal sehr leise und vorsichtig nach ihnen, stellten auch Wasser und Trockenfut-ter hin, falls sie aufwachen würden, fanden sie aber immer schlafend vor. Im Frühjahr setzten wir sie dann nach einem ausgiebigen Früh-stück in unserem Garten aus. Seitdem sind sie bei uns. Während des Sommers sehen wir sie nicht. Aber zum Herbst, wenn sie sich Win-terspeck anfressen müssen, kommen sie jeden Abend auf die Terrasse und fressen mit den Katzen gemeinsam ihr Futter. Sie sind nicht scheu und lassen uns sehr nahe an sich heran.

Eine Idylle!

Eine Idylle, die ich so sehr liebe!

Ein Stück heile Welt, das wir uns bewahren wollen.
Ein Paradies, nach dem ich mich sehr sehne.
Das ich bald wiederhaben werde.
Was werde ich zuerst tun?
Ganz innig werde ich meinen Lieblingsbaum, den Katalpa, umarmen, ihn begrüßen und zu ihm sagen:
»Da bin ich wieder, mein Freund. Ich habe deinen Schatten vermisst und das Wispern deiner Blätter, die Rissigkeit deiner Rinde. Jetzt haben wir einander wieder. Ich grüße dich, ich umarme dich, du hast mir so gefehlt bei der Hitze.«
Ich freue mich über die Stärke seines Stammes, die Dichte seines Laubwerks, die Pracht seiner stolzen Erscheinung. In seinem Schatten werde ich nun ganz gesund. Die Kraft, die mir noch fehlt, wird er mir geben, denn er ist so stark, so groß, so wunderbar. Jeden Tag werde ich, in seinem Schatten liegend und lesend, mein Leben wieder genießen und aktiv gestalten.
Ich werde erst ein wenig auf der Terrasse sitzen und einen duftenden Kaffee zu mir nehmen, meine Tiere um mich haben und ihre Zuneigung genießen. Besonders freue ich mich auf die anhimmelnden Blicke meines Hundes, der sich an meine Beine schmiegt, und das laute Schnurren der Katzen. Mein Liebling, eine rauchgraue ehemalig wildlebende Katze, wird sofort auf meinen Schoß springen und sich zusammenrollen. Sie ist uns zugelaufen, und ich brauchte fast drei Jahre, sie zu zähmen! Unser großer grauer Kater wird – ganz auf seine Würde bedacht – abwartend und stolz neben mir sitzen.
Dann werde ich ins Haus gehen, mich ins Wohnzimmer setzen, in den uralten Sessel meiner Großmutter, werde mich eng anlehnen, ganz still sein und tief atmen. Ich werde das Glück genießen, wieder in unserem Haus zu sein, das Gefühl, hier her zu gehören, heimisch, zu Hause zu sein wie ein Wanderer, der nach langer Reise, endlich wieder daheim ist.
Auf dem Tisch wird ein riesiger Strauß mit Blumen aus unserem Garten stehen, der mich begrüßt und froh stimmt. Er wird den ganzen Raum mit seinem Duft erfüllen. Meine Katzen werden nach einem

kurzen Streit um den besten Platz rechts und links auf den Armlehnen des Sessels sich niederlassen und, indem ich sie streichle, ihr Schnurren fortsetzen, darin sind sie unerschütterlich. Unser Hund hat sich seine Streicheleinheiten längst geholt und liegt nun zufrieden auf meinen Füßen.

Frieden.

Ruhe.

Meine kleine heile Welt.

Ich werde beim Anblick meiner vielen Bücher voller Glück sein, denn sie haben mir so gefehlt. Mit den Augen werde ich prüfen, ob sie alle an ihrem Platz stehen und froh sein, sie alle wiederzufinden. Meine Bücher sind mein Stolz, mein Glück, meine Weggefährten. Ich habe sie schon als Kind geliebt und als Student lieber ein Buch als ein Kleidungsstück gekauft, weil für beides das Geld nicht reichte. Bücher waren immer das Zentrum meines Lebens.

Ganz eindringlich sagt mein Kopf, fühlt mein Herz:

Du bist zu Hause!

Du hast es geschafft!

Das Leben wartet auf dich.

Tränen werden mir in den Augen stehen wegen des starken Gefühls, das mich durchströmt. Tiefe Freude wird mich erfüllen und Dankbarkeit gegen mein Schicksal.

Das gütige Schicksal und ein noch geduldig wartender Tod haben mich dem Leben wieder geschenkt.

Ich bin ein Liebling der Götter!

Dann werde ich die Treppe hinaufgehen, noch langsam. Und mein Mann wird sagen:

»Endlich erlebe ich, dass du dein Tempo deinem Alter anpasst.«

Und ich werde denken:

›Täusche dich nicht! Das mit dem Tempo ist vorübergehend!‹

Endlich werde ich in meinem lieben, weichen, sauberen Bett liegen, tief aufatmen und ganz selig sein. Ich werde das große Glück spüren, das uns die Dinge geben, die wir lange entbehrten und von denen wir vorher nicht wussten, wie viel sie uns bedeuten.

Die letzten beiden Tage im Krankenhaus sind noch aufregend.

Ich muss zur Abschlussuntersuchung, die zu aller Zufriedenheit ausfällt und erhalte genaue Anweisungen, wie ich mich zu Hause zu verhalten habe und ein Schreiben für unseren Hausarzt. Aber das alles empfinde ich positiv, es macht mich froh.

Mit meiner Potsdamer Freundin berate ich, wie man sich im Krankenhaus verabschieden kann. Sie hat da Erfahrungen und besorgt das Nötige. Ich möchte nämlich hier nicht so sang – und klanglos verschwinden, sondern mich angemessen von denen verabschieden, die mir das Leben gerettet haben. Das bin ich ihnen und mir schuldig. Deshalb brüte ich auch lange über den Texten, die auf den Abschiedskarten stehen werden. Sie sollen das ausdrücken, was ich für jeden differenziert empfinde. Zum Glück habe ich Zeit, aber meine Schrift ist noch sehr krakelig, so dass es etwas mühsam ist, den Text zu lesen. Aber lesbar ist er und auch gelungen, wie meine Freundin mir versichert.

Und – man darf nichts mitnehmen aus dem Krankenhaus, sonst kommt man zurück! Alle Gegenstände, die man benutzt hat, müssen hier bleiben! Auf keinen Fall darf man sie mit nach Hause nehmen, das bedeutet Unglück! Und so beeile ich mich, alle Kosmetika, sogar mein Lieblingsparfüm Chanel Nr. 5, an die Frauen, die ich kennen gelernt habe und die ob dieser Gaben hoch erfreut sind, zu verteilen. Ich verteile wirklich alles – bis auf meine Bücher, die ich ja nicht b e nutzt, sondern g e nutzt habe! Und das ist schließlich etwas ganz anderes!

Bei der Verabschiedung sind dann alle auch etwas gerührt, denn ich gehörte ja schon zu den Stammkunden. Am meisten angetan von der Danksagung war das Küchenpersonal der Diätküche, weil man es eigentlich fast immer vergisst.

Schwester Christa und der Pfleger Jens waren leider nicht da. Beide hatten Urlaub. Ich hoffe, dass sie mein Abschiedsgruß dennoch erreicht hat.

141

Der Chefarzt konnte sich nicht enthalten, mir folgendes mit auf den Weg zu geben:

»Achten Sie besser auf Ihre Gesundheit. Als Patient möchte ich Sie hier nicht wiedersehen! Bleiben Sie gesund.«

Und dann öffneten sich die Tore in die Freiheit. Erst ganz allmählich konnte ich mein Glück fassen. Langsam, um auf keinen Fall zu stolpern, ging ich, mich am Geländer festhaltend, die wohlbekannte Treppe ein letztes Mal hinunter. Mein Mann ging, mich stützend, an meiner Seite Stufe für Stufe in die ersehnte Freiheit. Als sich die große Eingangstür öffnete, war es, als öffneten sich Himmelstüren. Die gleißende Helligkeit des Spätsommertages, der wieder heiß zu werden drohte, umfing uns mit warmen Armen. Ich schloss die Augen und genoss die Strahlen der Morgensonne. Fest drückte ich den Arm meines Mannes.

Auf meinem Weg in die Freiheit ging ich zu meinen Bäumen hin. Ich berührte ihre raue Rinde und nahm Abschied:

»Lebt wohl, meine lieben Kraft – und Hoffnunggeber. Ich werde an Euch denken, immer dankbar an Euch denken. Ihr wart mir ein großer Trost.«

Dann bat ich meinen Mann:

»Bitte, fahre ganz langsam. Ich habe das alles so lange entbehrt. Du hast keine Vorstellung davon, was es heißt, durch eine Straße zu fahren und den Menschen zuzusehen.«

Und er fuhr ganz langsam durch die vertrauten Straßen Potsdams, vorbei am Luisenplatz, der Moschee, an Bussen und Straßenbahnen, die bekannte Geräusche machten, hinein in das bunte Treiben einer quirligen Stadt an einem ganz normalen Alltagsmorgen. Und ich genoss das Glück, frei zu sein. Genoss es in vollen Zügen. Atmete tief das bunte Leben ein, an dem ich nun wieder teilnehmen durfte. Es war eine Freude, die bekannten Straßen wiederzusehen, Menschen, die mit alltäglichen Dingen beschäftigt waren, spielende Kinder, Touristen. Alles war neu und aufregend. Die Freiheit hat ein so schönes Gesicht!

Plötzlich kam mir eine Idee, meine Freiheit auszukosten. Ich sagte zu meinem Mann:

»Wollen wir nicht in ein Café oder Restaurant gehen?«

»Wenn Du willst ...«

Und ob ich wollte!

Wir gingen in ein Straßencafé, das bot sich bei dem heißen Wetter an. Und diese Cafes gab es ja jetzt überall bei uns wie in anderen europäischen Ländern auch.

Ich trank einen Cappuccino und war selig. Ich fühlte mich wie ein König, dem die ganze Welt geschenkt wird. Auf einmal konnte ich wieder entscheiden, was ich wollte und was ich nicht wollte. Keiner redete mehr hinein und bestimmte über mich. Wenn ich wollte, konnte ich glatt einen zweiten Cappuccino haben oder einfach aufstehen und in ein Geschäft gehen oder ins Kino oder ... Ich war frei ... frei ... frei ...

Ich hatte mein Leben wieder.

Ich durfte wieder all die kleinen Dinge des Alltags, die in der Freiheit wenig, im Krankenhaus so viel bedeuten, wahrnehmen und nutzen. Ich konnte wieder über mich selbst bestimmen und Dinge tun oder lassen, ganz, wie ich es wollte. Ich lehnte mich glücklich in den Stuhl zurück und genoss das Getränk.

Aber die Freiheit hat ihren Preis.

Nach einem Cappuccino und ein wenig sitzen und schauen meldete sich der noch nicht heile Bauch zurück. Er mahnte mich, dafür zu sorgen, dass er bald in eine bequemere Haltung komme. Am besten wäre es, ganz still zu liegen, sagte er. Ich höre wie immer auf meinen Bauch. Und so fahren wir zügig nach Hause.

Auf dem noch weiten Weg nach Hause, halb in den Polstern unseres Autos liegend, dankte ich noch einmal meinem gütigen Schicksal, das mich am Leben ließ und genoss es, gefahren zu werden. Ich konnte so alles gut sehen: Die Alleebäume, die man zum Glück nicht abgeholzt hatte, waren wie ein Dom, das Blätterdach spendete wunderbaren Schatten, die Landschaft war vertraut, es hatte sich nur wenig verändert. Alles war bekannt und wie im Krankenhaus tausendfach erträumt. Jetzt war es Realität. Nun wird alles gut.

Ingrid Bader

Das Leben hat mich wieder.

Nachwort

Es ist alles so gekommen, wie ich es überlegt und gewünscht habe.

Am ersten Oktober nahm ich meinen Dienst wieder auf. Ich habe, wie es sich gehört, meine beiden Seminargruppen erfolgreich durch die zweiten Staatsprüfungen geführt und alles ordnungsgemäß erledigt. Ich wäre meines Lebens nicht mehr froh geworden, wenn ich mein langes Berufsleben nicht mit Anstand hätte beenden können.

Ich hatte das Glück, solange arbeiten zu dürfen, wie ich wollte. Jeder weiß, was das in unserer heutigen Zeit bedeutet. Keiner drängte mich aus dem Berufsleben oder versuchte gar, mir den Stuhl vor die Tür zu setzen! Nichts dergleichen!

Ich hätte noch arbeiten können – aber ich k o n n t e nicht mehr. Mir wurde klar, dass meine schwere Krankheit meine Kräfte aufgezehrt hatte. Es war vorbei mit dem Berufsleben. Endgültig! Auch hier ist das Ende gültig.

Nötig war es, den Ausstieg aus dem Berufsleben so zu planen, dass niemand Schaden nahm und mich alle in möglichst guter Erinnerung behalten würden.

Der endgültige Abschied vom aktiven Dienst – ein knappes Jahr später – fiel mir dennoch schwer. Ich tröstete mich damit, dass ich mir selber sagte, es sei besser, jetzt zu gehen, wo alle es noch bedauern und auch ein bisschen traurig sind als zu einem Zeitpunkt, an dem alle aufatmen, einen endlich los zu sein. Und schließlich war ich fast 65!

Meine Leute schenkten mir bei einer sehr bewegenden Abschiedsfeier ein dickes Sparschwein, in dessen Bauch eine Reise nach Rom schlummerte – und ein dickes Album, in dem jeder eine Seite für mich gestaltet hat. Dieses Buch spricht für sich. Deshalb sollen auch einige Auszüge hier als Schlusswort stehen:

Von den Lehramtskandidaten:

»Sie haben uns Mut gemacht, durchzuhalten und unseren Abschluss erfolgreich zu machen. Vor allem aber haben Sie uns für das Leben stark werden lassen. Wir durften wachsen und unsere Stärken erkennen.«

Von den Kollegen:
»Fast all unser Tun und Wünschen ist an die Existenz anderer Menschen gebunden.« (Einstein)
»All Ihr Tun und Wünschen hat vielen Menschen geholfen. So auch mir, eigentlich uns allen ...«
»Ich werde die schönen Momente vermissen, in denen Sie durch Ihre fröhliche Art auch mein Leben aufhellten und mir oft Mut machten. Die Arbeit unter Ihrer Leitung hat mir große Freude gemacht ...«
»Von Herzen danke ich Ihnen, dass ich in all den Jahren an Ihrer Seite an einem Platz tätig sein konnte, wo es Freude, Zuversicht, Berge von Arbeit und mehr Erfolge als Niederlagen gab. Sie haben mich ermutigt, gefordert und geschätzt, und mit der Zeit stellte ich fest, dass ich mehr Fähigkeiten habe, als ich mir je zugetraut hätte ...«
»Für die kommenden Jahre wünschen wir Ihnen ... nie eine ruhige Kugel zu schieben (Lehramtskandidaten) ... Gesundheit, Heiterkeit, Kraft und Gelassenheit (Kollegen)

Der damalige Minister für Bildung, Jugend und Sport, Herr Steffen Reiche, übergab mir ein Dankschreiben, in dem es hieß:
»Mit besonderem Einsatz und hoher fachlicher Kompetenz haben Sie an entscheidender Stelle dazu beigetragen, dass die zukünftigen brandenburgischen Pädagogen in einem kontinuierlich wissenschaftlich fundierten Prozess berufliche Handlungsfähigkeit bezogen auf alle Lehrerfunktionen, erwerben können und dabei lernen, ihre gesamte berufliche Tätigkeit selbständig zu planen und zu realisieren ...«

Ich dankte allen:
»Es ist mir ein Herzensbedürfnis, Ihnen für all Ihre guten Wünsche, Ihre Zuneigung und die mich sehr berührenden lieben Worte zu danken ...«

Sie haben viel Zeit und Mühe sowie größte Sorgfalt darauf verwendet, mir nicht nur mit kreativen Ideen, Vielfalt und Ihrer Großzügigkeit für eine Reise nach Rom eine Freude zu machen, sondern eigentlich sich selbst und Ihre Sicht auf die uns bewegenden Dinge dargestellt und somit ein Dokument unserer gemeinsamen Arbeit erstellt.

Dafür danke ich Ihnen allen von Herzen.

Meine letzten Arbeitsjahre – die nach der Wende – waren die schönsten meines Lebens, auch und vor allem durch die erfolgreiche Arbeit mit Ihnen.

Unser Studienseminar der offenen Türen und offenen Herzen war für mich immer ein Stück Zuhause. Ich habe mich jeden Tag auf die Arbeit mit Ihnen allen gefreut, vor allem dann, wenn ablesbare Erfolge zu sehen waren. Wie Heine sagte, »ziert so ein bisschen Bildung den ganzen Menschen.« Und die Freude am Erwerb von Wissen und Können ist ja uns allen eigen, sie ist das Wesentliche unserer Arbeit.

Es gibt eine Weisheit des Kopfes und eine des Herzens. Wenn man großes Glück hat, gelingt es, beide zu einem harmonischen Ganzen zu verbinden.

Und zum Schluss darf Goethe nicht fehlen:

»Gewiss ist der allein glücklich und groß, der weder zu herrschen noch zu befehlen braucht, um etwas zu sein.«

Ich wünsche Ihnen von Herzen für Ihr weiteres Leben viel Gesundheit, persönliches Glück und die Gelassenheit und Heiterkeit des Gemüts, die man für eine gute und erfolgreiche Arbeit braucht.«

Leben Sie Wohl und machen Sie es gut!

INHALTSVERZEICHNIS

Literaturangaben

»Das Tor« Gedichte
Volk und Wissen Verlag Berlin/Leipzig 1950

Curt Goetz
»Die Memoiren des Peterhans von Binningen«
Ullstein Verlag Frankfurt/M. – Berlin 1963

Rose-Marie und Rainer Hagen
»Meisterwerke europäischer Kunst«
DuMont Buchverlag Köln 1997

Erich Lessing
»Die griechischen Sagen«
Orbis Verlag München 1990

Harry Rand
»Hundertwasser«
Benedikt Taschen Verlag Köln 1993

Hans-Heinrich Reuter
»Johann Wolfgang Goethe«
VEB Bibliographisches Institut Leipzig 1982

Antoine de Saint-Exupery
»Der kleine Prinz«
Karl Rauch Verlag Düsseldorf 1960

Wolfgang Vulpius
»Christiane«
Gustav Kiepenheuer Verlag Leipzig und Weimar 1987